Melatonin

1. Auflage September 2021
2. Auflage Februar 2022

Lektorat: Swantje Christow

Umschlaggestaltung, Satz und Layout:
Gabriele Karas, kh Grafik Design, Wien

ISBN: 978-3-86445-839-2

Gerne senden wir Ihnen unser Verlagsverzeichnis
Kopp Verlag
Bertha-Benz-Straße 10
D-72108 Rottenburg
E-Mail: info@kopp-verlag.de
Tel.: (0 74 72) 98 06-10
Fax: (0 74 72) 98 06-11

Unser Buchprogramm finden Sie auch im Internet unter:
www.kopp-verlag.de

Brigitte Hamann

Melatonin

Zwölf Gründe, warum Melatonin die Basis für Ihre Gesundheit ist

KOPP VERLAG

Für dich, lieber Christian. Danke, dass du fast mein ganzes Leben begleitet hast, als liebevoller, fürsorglicher Freund, als Ratgeber und Inspirationsquelle und einfach mit all deiner Liebe und Herzlichkeit.

Inhaltsverzeichnis

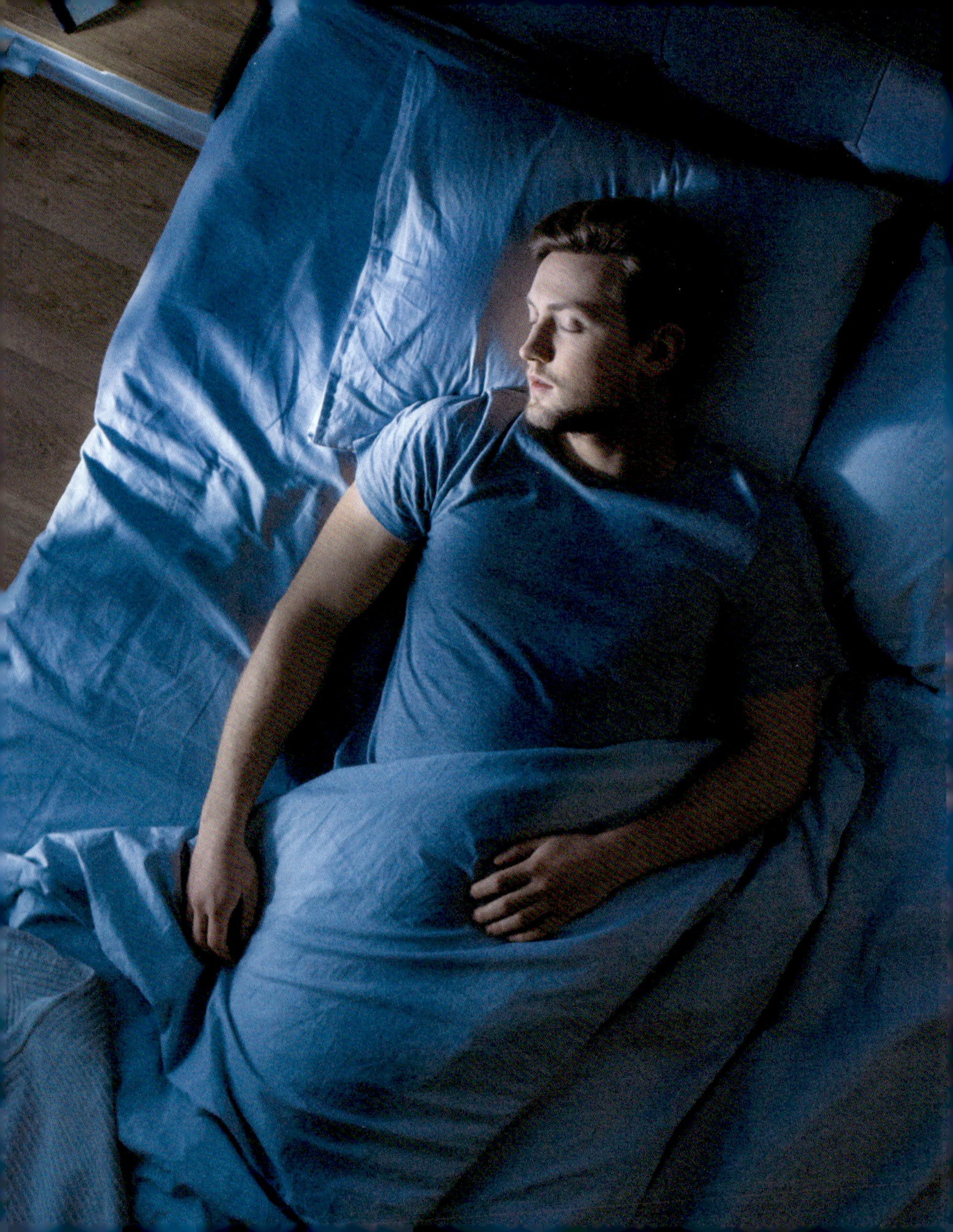

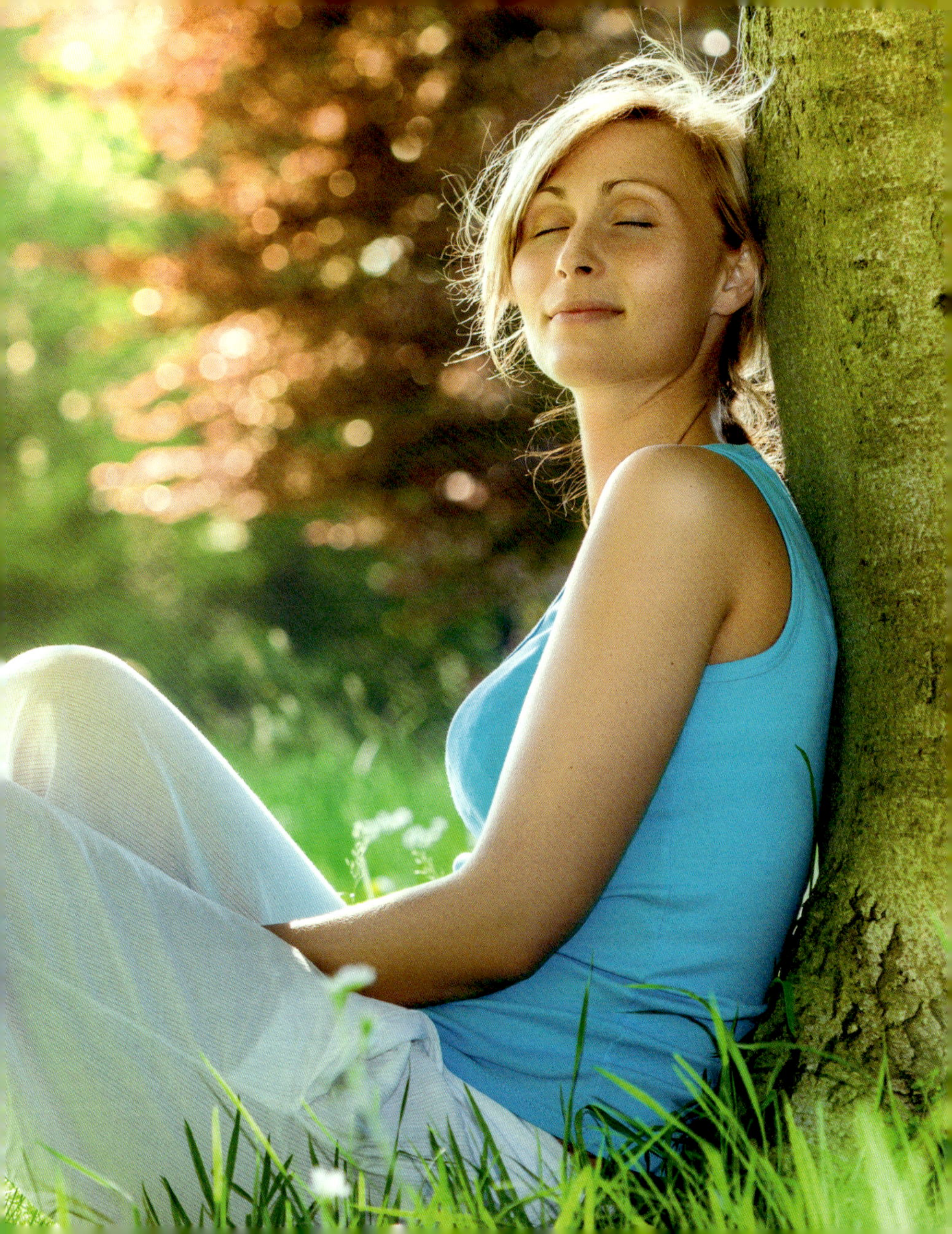

Einführung

Trotz aller Wissenschaft ist diese Welt immer noch ein Wunder; wunderbar, undurchschaubar, magisch und noch viel mehr für jeden, der sich das vorstellen kann.

Thomas Dekker

Haben Sie Lust auf eine Entdeckungsreise zum Ursprung des Lebens? Dann lassen Sie sich davon überraschen, dass das Leben, so wie wir es heute kennen, ohne Melatonin nicht möglich gewesen wäre. Melatonin war von Anfang an entscheidend für die Überlebensfähigkeit von Pflanzen, Tieren und Menschen. Ursprünglich schützte Melatonin die Zellen früher Bakterien und Organismen vor der Zerstörung durch freie Radikale, doch mit der fortschreitenden Entwicklung der Lebensformen übernahm es immer komplexere Aufgaben. Melatonin wirkt an den wichtigsten Schaltstellen des Körpers: in den Zellen, im Hormonsystem, im Nervensystem und im Immunsystem. Es ist nicht nur ein herausragendes Hormon, sondern auch ein Neurotransmitter, der Informationen zwischen den Nervenzellen überträgt und so unsere inneren Uhren taktet. Melatonin ist die Substanz, die allen Zellen und Organen mitteilt, dass es Zeit ist, auf »Nacht« umzuschalten. Wie könnte die Leber sonst wissen, dass es dunkel ist und sie ihre Aktivitätsschwerpunkte verlagern soll?

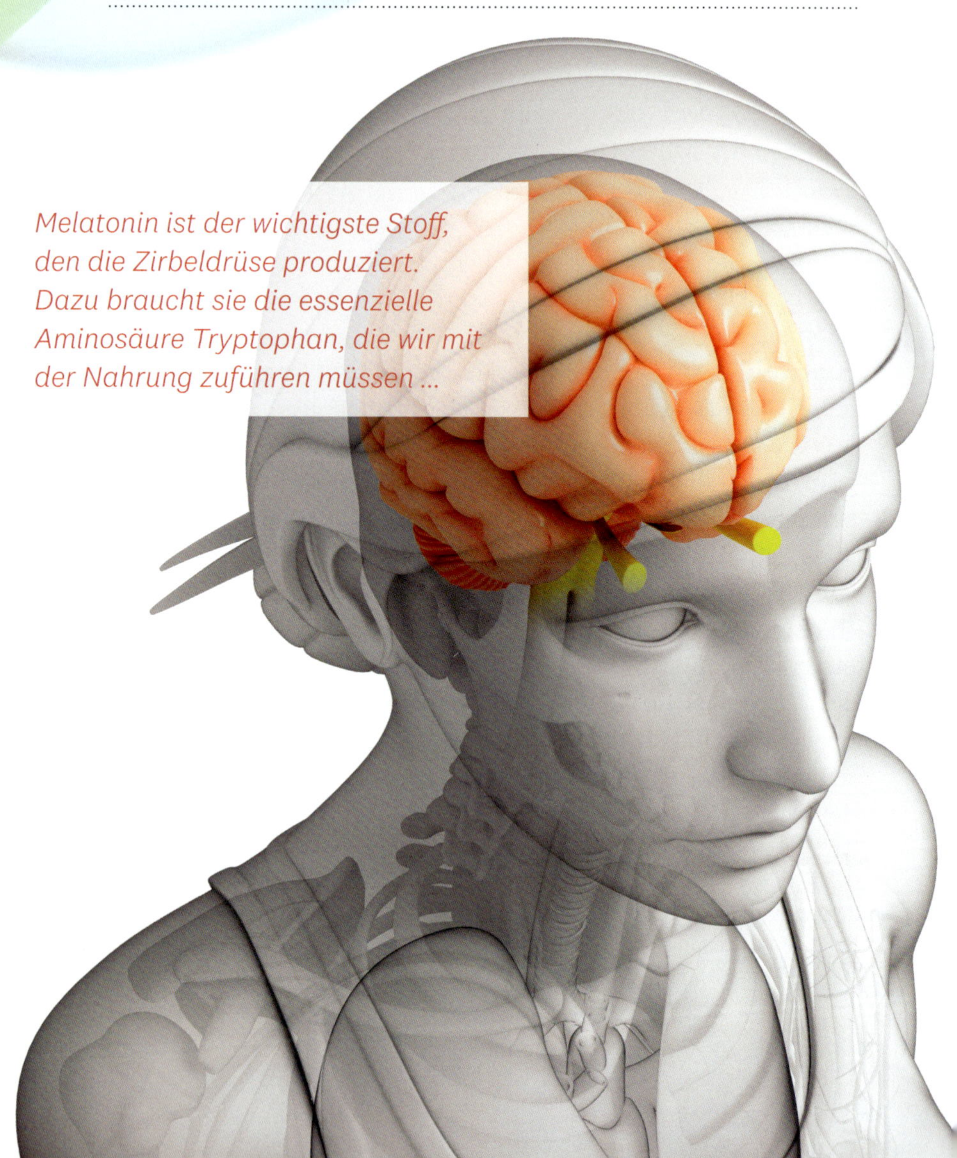

Melatonin ist der wichtigste Stoff, den die Zirbeldrüse produziert. Dazu braucht sie die essenzielle Aminosäure Tryptophan, die wir mit der Nahrung zuführen müssen …

Dass Größe nicht der bestimmende Faktor im menschlichen Organismus ist, lässt sich an der Zirbeldrüse erkennen. Das winzige Organ in der Mitte des Gehirns produziert dieses wichtige Hormon und stellt es dem gesamten Körper zur Verfügung. Schon die alten Ägypter und die alten Griechen waren von der Zirbeldrüse fasziniert. Sie galt als »Drittes Auge«, das spirituelle Erfahrungen ermöglicht, sie wurde aber auch hinsichtlich ihrer Wirkungen im Körper erforscht. Trotz allem ist die Zirbeldrüse bis heute von Geheimnissen und ungeklärten Fragen umgeben, denen immer mehr Forscher auf den Grund zu gehen versuchen.

Melatonin ist der wichtigste Stoff, den die Zirbeldrüse produziert. Dazu braucht sie die essenzielle Aminosäure Tryptophan, die wir mit der Nahrung zuführen müssen, weil wir sie nicht selbst herstellen können. Aus Tryptophan entsteht Serotonin, ein Botenstoff, der für unser Wohlbefinden sehr wichtig ist, und aus diesem dann schließlich Melatonin. Melatonin wird dann in eine Reihe wichtiger Stoffe umgewandelt, die Ihnen helfen, nachts gut zu schlafen und all die Regenerationsvorgänge zu durchlaufen, die Sie gesund, leistungsfähig und geistig aktiv erhalten, die Sie langsamer altern lassen und die Sie vor Krankheit schützen. Da im Laufe der Jahre immer weniger Melatonin vom Körper selbst gebildet wird, ist die Einnahme eines Melatoninpräparates für viele Menschen ein Jungbrunnen.

Ein uraltes Molekül

Melatonin ist ein uraltes Molekül, das über Milliarden Jahre zurückverfolgt werden kann. Viele Studien stimmen darin überein, dass es bereits während der Zeit der großen Veränderungen, die vor etwa 3,8 Milliarden Jahren das Leben auf der Erde erst möglich machten, vorhanden war. Seine Geschichte ist mit der Entwicklung des Lebens eng verbunden, von einfachen Organismen bis hin zu Tieren und Menschen. Freie Radikale – unvollständige Moleküle, denen ein Elektron fehlt – gab es schon immer. Sie versuchen, sich zu vervollständigen, indem sie anderen Molekülen ein Elektron entreißen und diese dadurch zerstören. Freie Radikale sind hochgradig reaktiv und eine große Gefahr für alle Zellen. Bereits die ersten Lebensformen waren dieser Gefahr ausgesetzt, und schon die ersten Bakterien schützten sich, indem sie Melatonin produzierten. Die nächste Entwicklungsstufe des Lebens begann damit, dass sich die Eukaryoten, frühe ein- und mehrzellige Organismen, von Bakterien ernährten und sich dadurch die Fähigkeit einverleibten, Melatonin zu bilden. Die von ihnen aufgenommenen Proteobakterien entwickelten sich weiter zu Mitochondrien und die ersten »Energiekraftwerke« auf der Erde waren geschaffen. Vorläufer der heutigen Cyanobakterien bildeten Chloroplasten aus, Zellbereiche, die Photosynthese betreiben. Von nun an konnten Pflanzenzellen selbstständig Energie produzieren und waren in der Lage, Licht als Energiequelle zu nutzen, um Stoffe aufzubauen, die nähren und Energie liefern. Die Grundlage für die Entwicklung von komplexeren Lebewesen war gelegt. Von den Anfängen des Lebens bis heute blieb die Fähigkeit,

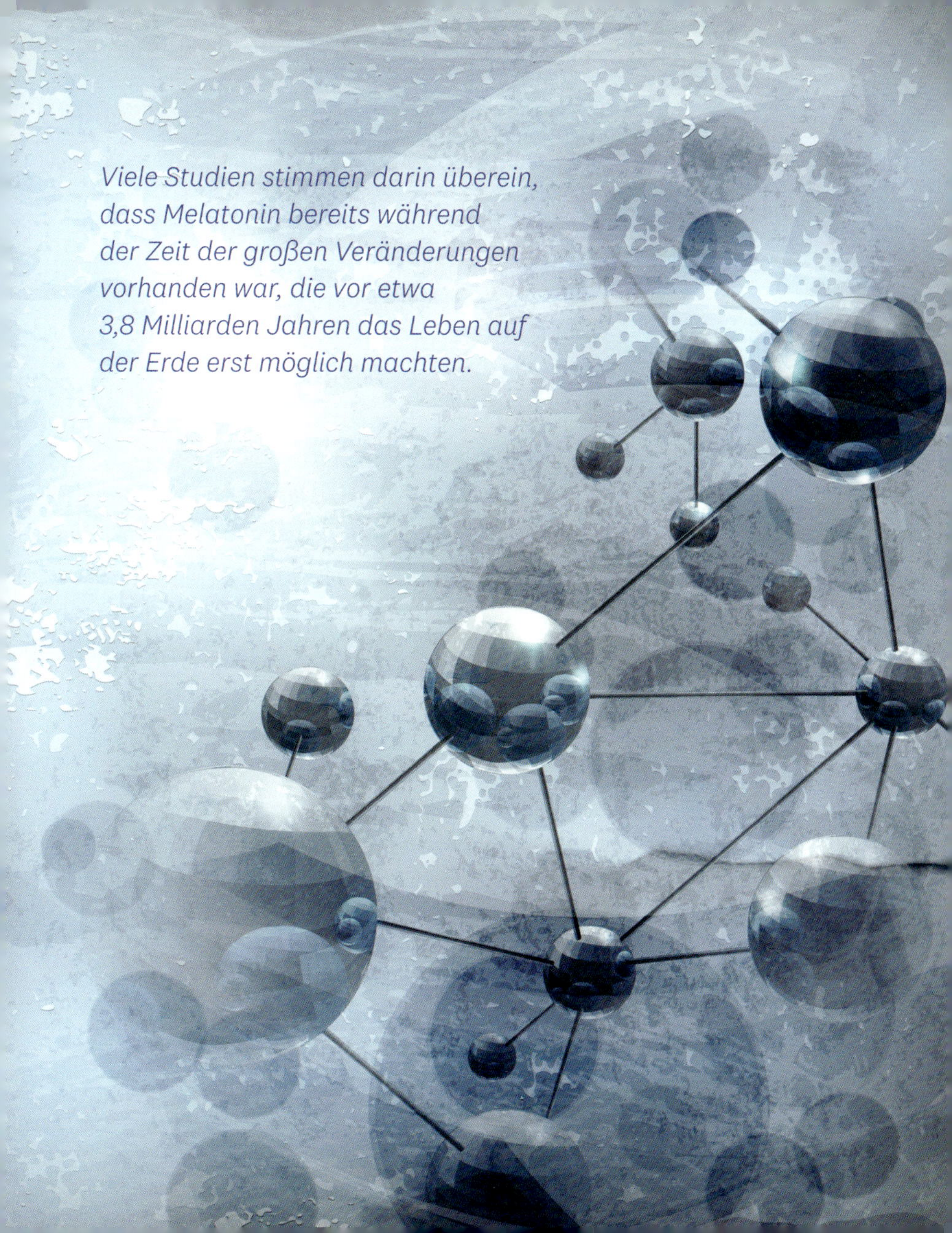

Viele Studien stimmen darin überein, dass Melatonin bereits während der Zeit der großen Veränderungen vorhanden war, die vor etwa 3,8 Milliarden Jahren das Leben auf der Erde erst möglich machten.

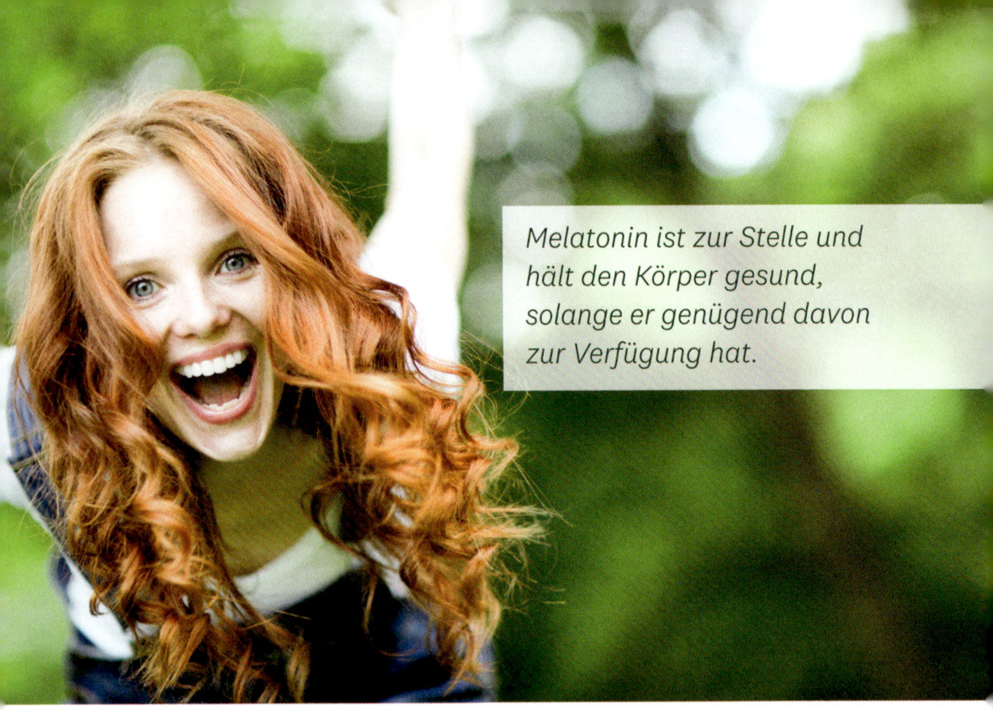

Melatonin in den Mitochondrien zu produzieren, in Pflanzen, Tieren und Menschen erhalten, wodurch sie vor der Zerstörung ihrer Zellen durch freie Radikale geschützt sind.

Im Laufe der Zeit übernahm Melatonin immer mehr Aufgaben, aber die meisten sind mit seiner ursprünglichen Rolle als zellschützende Substanz verbunden. Das ist wenig erstaunlich, denn gesunde Zellen sind der Ursprung von allem: von Gesundheit, körperlicher und geistiger Leistungsfähigkeit, seelischem Wohlbefinden, Regeneration, einem langsamen Alterungsprozess und einer langen Lebenszeit. Ob Schutz vor Zellentartung, neurodegenerativen Erkrankungen, Mitochondrienschwäche und Leistungsabfall, früher Alterung und Stoffwechselentgleisungen – Melatonin ist zur Stelle und hält den Körper gesund, solange er genügend davon zur Verfügung hat.

Stoffe, die die Zellen vor freien Radikalen schützen, gibt es viele, und einige erzielen ausgesprochen beeindruckende Wirkungen. Aber ohne die Basissubstanz Melatonin, die die innere Ordnung von Körper und Seele aufrechterhält, kann keiner seine volle Wirkung entfalten. Melatonin ist die älteste und stärkste Substanz, mit deren Hilfe sich alle Lebensformen schützen. »Solche Substanzen, die alle Formen des Lebens in genau derselben molekularen Konfiguration gemeinsam haben, sind ausnahmslos für das Leben, wie wir es kennen, von zentraler Bedeutung«, schrieb der weltweit führende Melatoninspezialist Dr. Russell J. Reiter in seinem Buch *Melatonin: Breakthrough Discoveries That Can Help You Combat Aging, Boost Your Immune System, Reduce Your Risk of Cancer and Heart Disease, Get a Better Night's Sleep* (1996), in dem er die Ergebnisse von mehr als 30 Jahren Forschung zusammenfasste.

Melatonin besitzt noch eine weitere herausragende Fähigkeit: Es ist ein intelligentes Molekül, das unterscheiden kann, wo und wann es gebraucht wird. Im weitesten Sinn kann man Melatonin als Adaptogen bezeichnen, oder genauer als eine adaptogene Substanz, die in der Lage ist, sich auf die körperlichen Gegebenheiten einzustellen und optimal zu reagieren. Aus diesem Grund ist Melatonin auch nicht schädlich. Nur ein unsachgemäßer Umgang mit sehr hohen Dosen oder die Einnahme zur falschen Tageszeit kann Nebenwirkungen wie Müdigkeit, Reaktionsschwäche und Benommenheit mit sich bringen.

Wo und wann wird Melatonin gebildet?

Melatonin wird in der Zirbeldrüse produziert, die ein Teil des Zwischenhirns ist. Diese besondere Lage im Gehirn bewirkt, dass die Zirbeldrüse ihr Melatonin direkt in den Blutstrom und das Hirnwasser freisetzen kann, weil sie nicht hinter der Blut-Hirn-Schranke liegt. Von dort aus erreicht es den gesamten Körper.

Melatonin ist so wichtig, dass es an einer Reihe weiterer Stellen im Körper gebildet wird, und das sogar in größeren Mengen als in der Zirbeldrüse. Allerdings kommt nur das Melatonin der Zirbeldrüse dem gesamten Körper zugute. Alle anderen Stellen, wie beispielsweise die Mitochondrien, die Immunzellen, der Magen-Darm-Trakt, die Retina der Augen, die Haut und das Knochenmark, nutzen das von ihnen produzierte Melatonin ausschließlich für den eigenen Bedarf.

Erst wenn es dunkel wird, springt die Melatoninproduktion an. Nachts ist die optimale Ausschüttung zehn- bis fünfzehnmal höher als am Tag. Sie erfolgt in Schüben, damit dem Körper immer die ausreichende Menge des Hormons für das Ein- und Durchschlafen zur Verfügung steht. Melatonin wird sofort in das Blut abgegeben, wo es in innerhalb einer Stunde bereits bis zu 50 Prozent abgebaut und in andere wichtige Substanzen umgewandelt wird. Zwischen 2 und 3 Uhr ist der Höhepunkt der Ausschüttung erreicht, und in den frühen Morgenstunden sinkt der Melatoninspiegel wieder. Jetzt werden andere Stoffe gebildet wie Serotonin, Adrenalin und Cortisol, die Lust auf einen aktiven Tag machen.

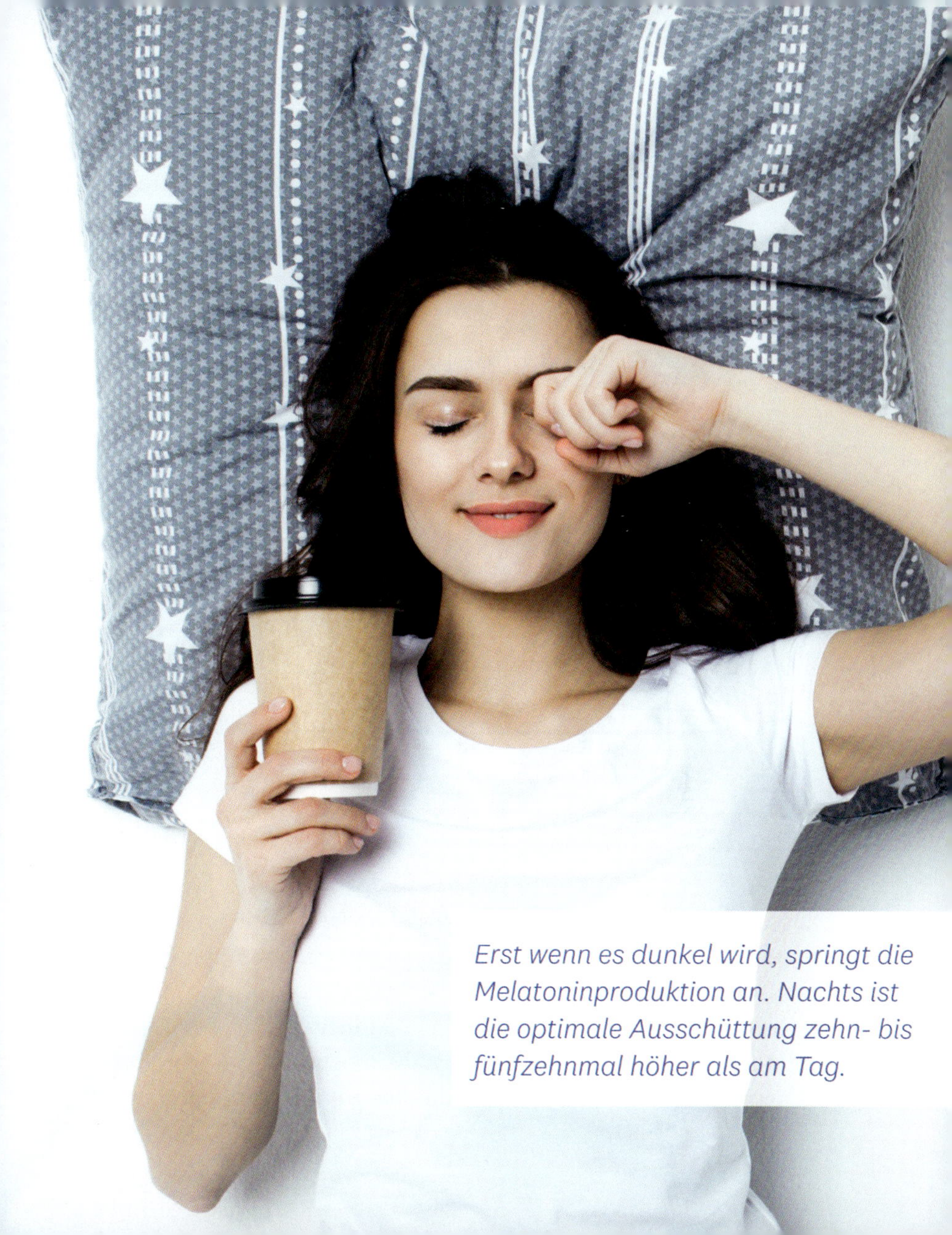

Erst wenn es dunkel wird, springt die Melatoninproduktion an. Nachts ist die optimale Ausschüttung zehn- bis fünfzehnmal höher als am Tag.

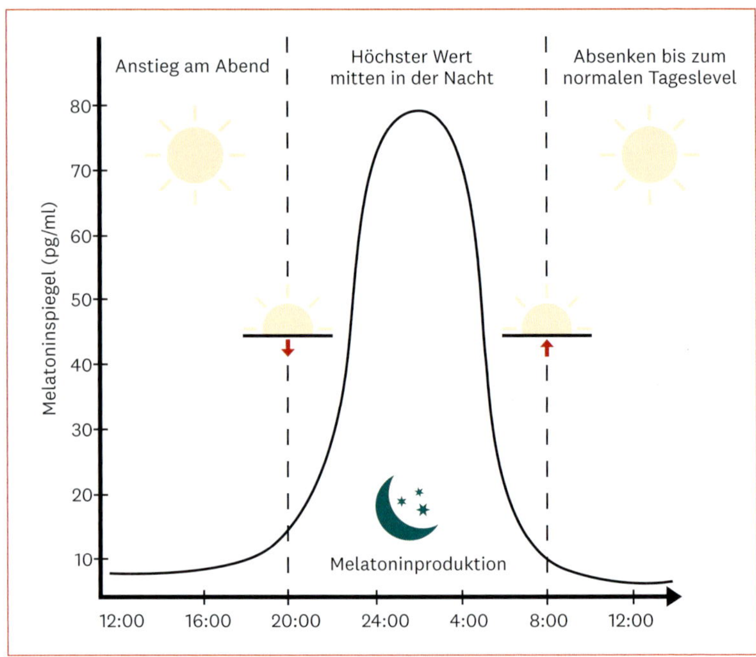

Der Verlauf der Melatoninproduktion während der Nacht

Tagsüber beträgt der durchschnittliche Melatoninspiegel 10 Pikogramm pro Milliliter. Nachts liegt er bei 100 Pikogramm pro Milliliter, kann aber auch deutlich darüber oder darunter liegen.

Während der Melatoninspiegel bei den meisten Menschen während des Tages ziemlich ähnlich ist, bestehen in der Nacht große Unterschiede. Für unser Wohlbefinden ist die Melatoninmenge während der Nacht entscheidend, denn sie ist der Bote für alle Abläufe im Körper, in den Nachtmodus umzuschalten. Diese Tag-Nacht-Veränderung ist in jeder Hinsicht fundamental für unsere Gesundheit. Es ist daher sinnvoll, den Melatoninspiegel auch in der Nacht zu messen. Das geht im Normalfall über den Urin, da nachts selten die Möglichkeit besteht, Blut abzunehmen.

Der Melatoninspiegel im Überblick

- Die Ausschüttung steigt mit Beginn der Dunkelheit.
- Der Höhepunkt ist zwischen 2 und 3 Uhr nachts.
- In den frühen Morgenstunden sinkt er wieder.
- Nachts ist der optimale Melatoninspiegel zehn- bis fünfzehnmal höher als tagsüber.
- Nachts liegt er im Schnitt bei 100 Pikogramm pro Milliliter.
- Die Höhe des Melatoninspiegels in der Nacht ist von Mensch zu Mensch stark unterschiedlich.
- Tagsüber liegt der durchschnittliche Melatoninspiegel bei 10 Pikogramm pro Milliliter.
- Während des Tages ist der Melatoninspiegel bei den meisten Menschen etwa gleich.

Wichtig für die Melatoninbildung: Folat, Vitamin B_6, Zink und Magnesium

Tryptophan › Serotonin › Melatonin

Melatonin wird über eine Reihe enzymatischer Reaktionen gebildet. Der Ausgangsstoff ist Tryptophan, aus dem Serotonin entsteht, und daraus dann Melatonin. Außerdem dürfen einige Vitamine und Mineralstoffe nicht fehlen, da sonst weniger Melatonin gebildet wird.[1] Besonders wichtig sind Folat und Vitamin B_6 für die Serotonin-Synthese, Zink und Magnesium für die Umwandlung von Serotonin in Melatonin.[2]

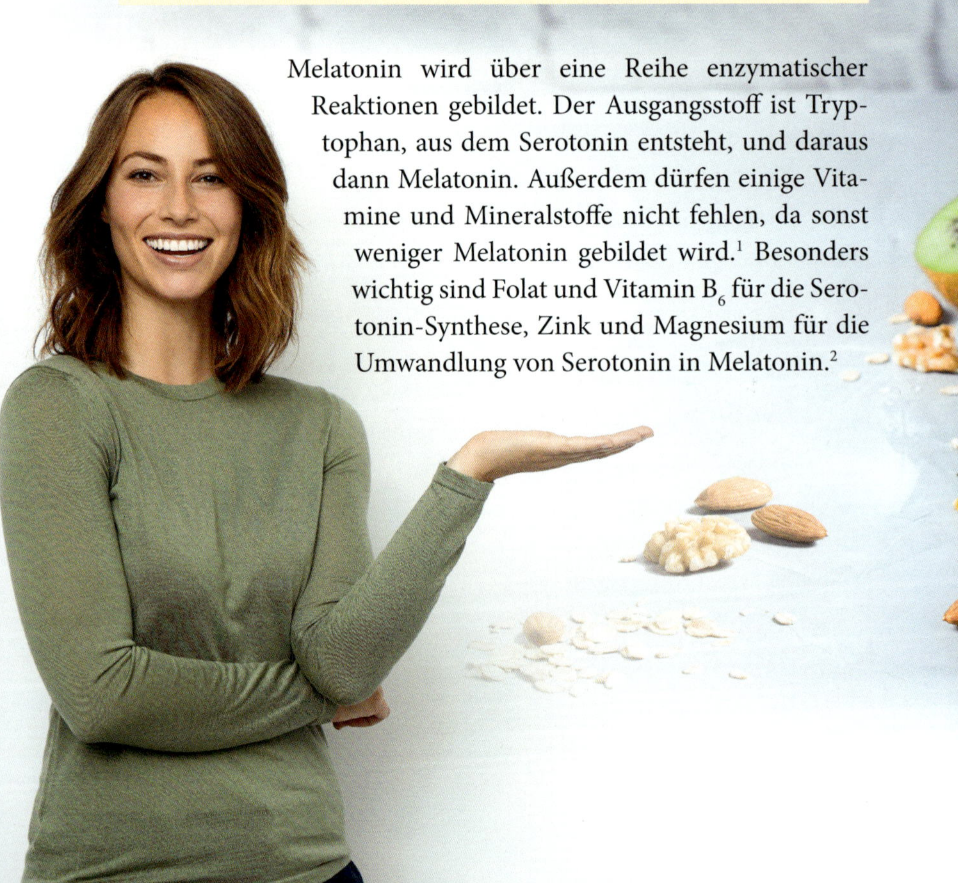

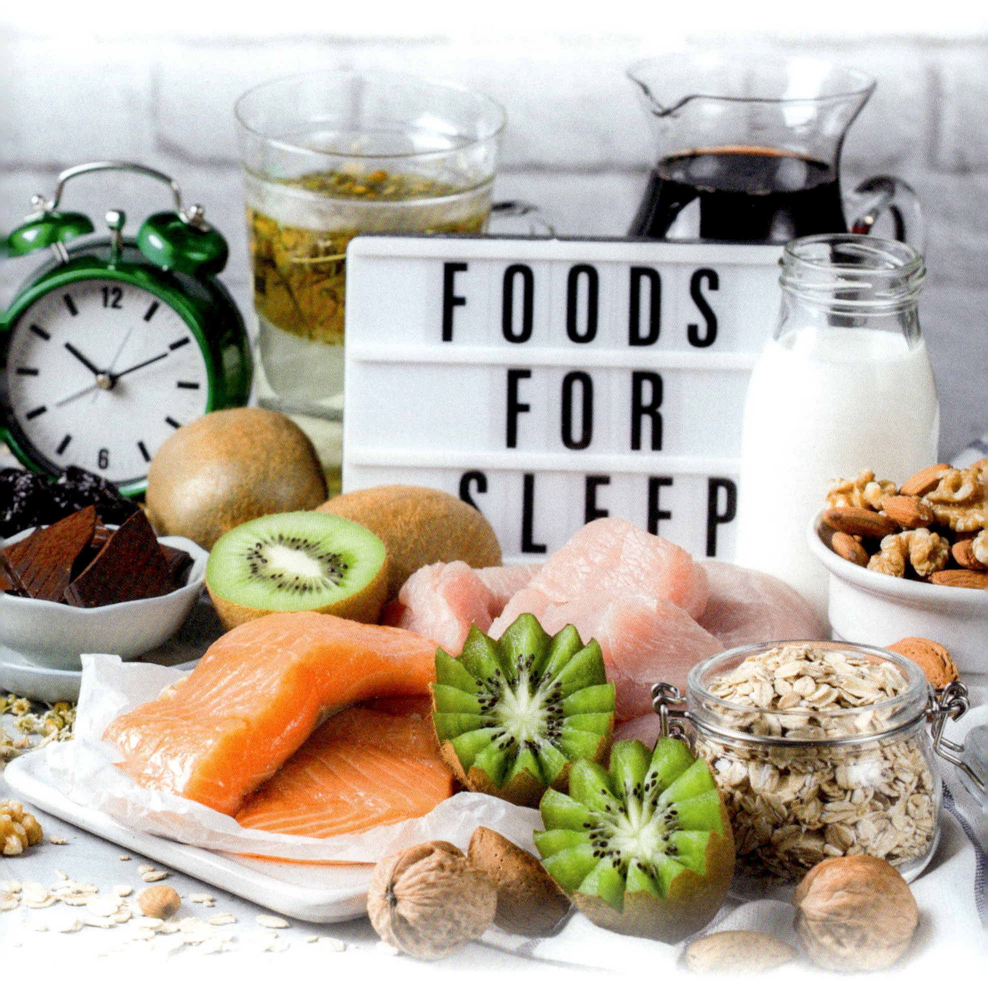
FOODS
FOR
SLEEP

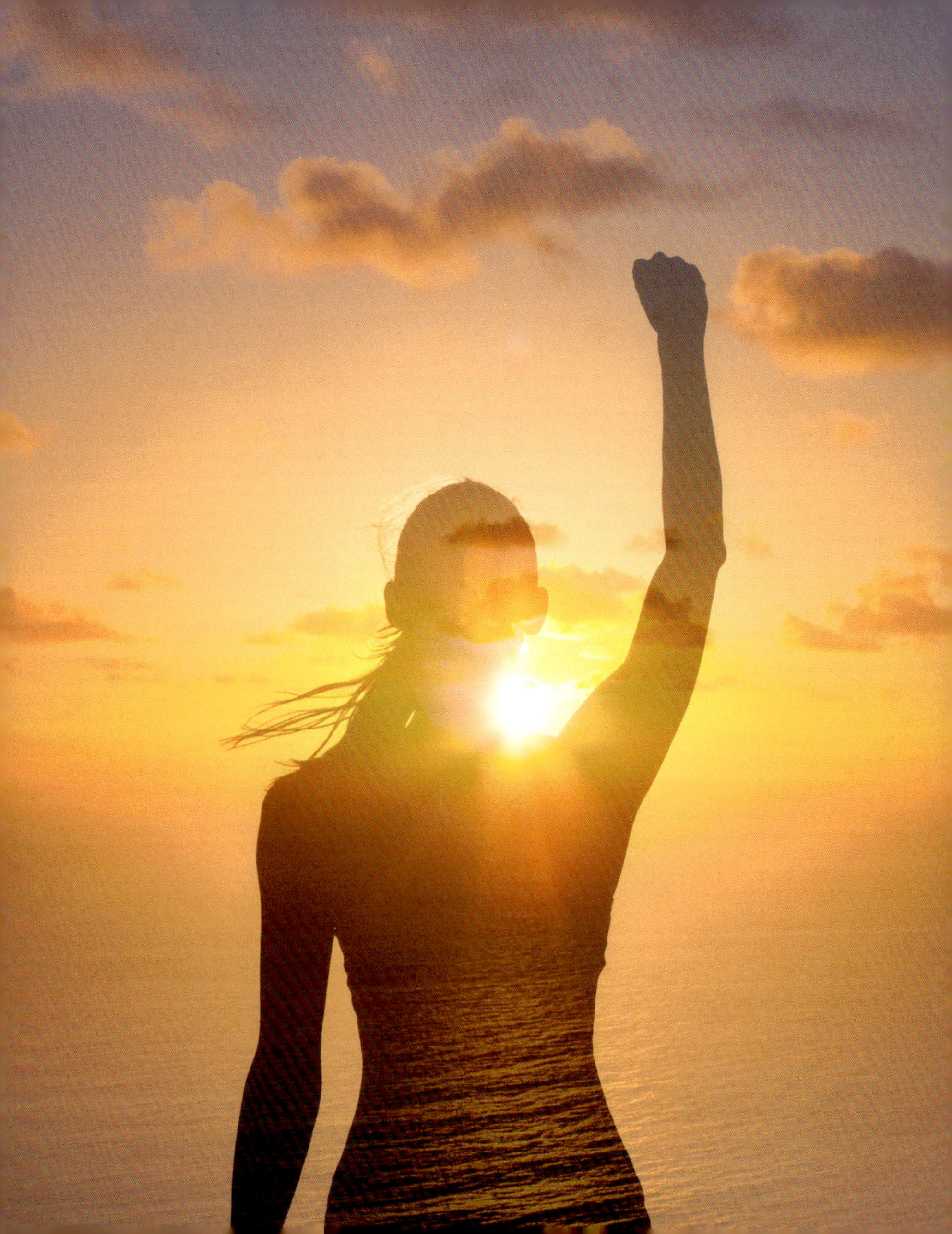

Die Rhythmen des Lebens und der zirkadiane Rhythmus

Wo ich herkomme, sagen wir, dass der Rhythmus die Seele des Lebens ist, denn das ganze Universum dreht sich um den Rhythmus, und wenn wir aus dem Rhythmus kommen, dann bekommen wir Probleme.

Babatunde Olatunji

Alles schwingt

Alles im Universum schwingt in seiner eigenen Frequenz und reagiert auf Schwingungen von außen. Jede Zelle unseres Körpers, das Herz, der Darm – jedes Organ hat seinen Rhythmus, ebenso die Natur und die Erde als Ganzes, die Sonne, die Planeten, die Sterne und die Galaxien. Das Leben ist rhythmisch, und jeder dieser Rhythmen folgt einem eigenen Muster, das wir abbilden und betrachten können. In jedem von uns laufen innere Uhren, die sich gegenseitig beeinflussen. Sie unterscheiden sich von Mensch zu Mensch und folgen einer übergeordneten Uhr, dem Tag-Nacht-Rhythmus.

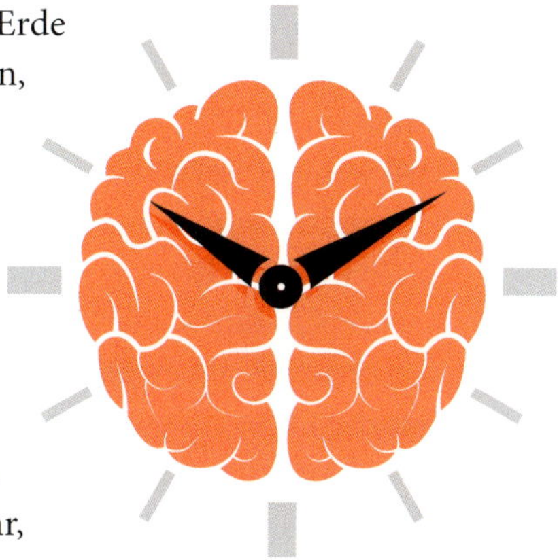

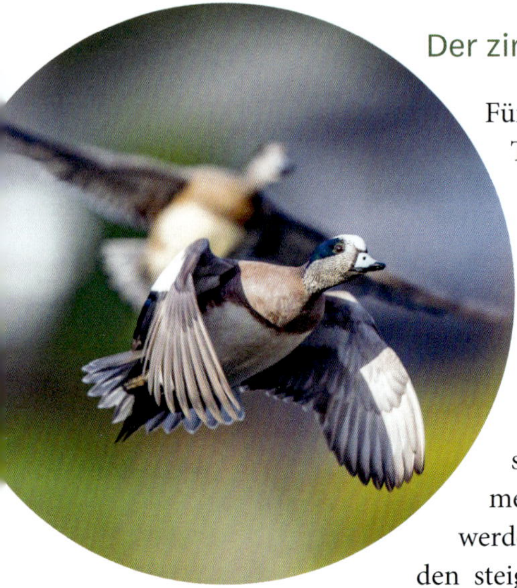

Der zirkadiane Rhythmus

Für das Leben auf der Erde ist der Tag-Nacht-Rhythmus der wichtigste Taktgeber. Menschen, Tiere und Pflanzen reagieren auf den Tageslauf der Sonne und die jahreszeitlichen Wechsel. Mit dem Licht der aufgehenden Sonne schalten unsere Körpersysteme auf Aktivität. Wenn es dunkel wird, kommen sie zur Ruhe und andere Programme wie die Regeneration der Zellen werden aufgerufen. In den Morgenstunden steigt unsere Fähigkeit, Informationen zu verarbeiten, wenn es dem Abend zugeht, sinkt sie wieder ab. Ebenso verhält es sich mit der Körpertemperatur, der Verdauungsleistung und dem Energieniveau, denn beim Schlafen wird weniger Energie verbraucht. Für die Tiere hat der Wechsel der Jahreszeiten eine besondere Bedeutung. Sie ziehen in wärmere Gegenden oder kehren in ihre Heimat zurück, brüten zu bestimmten Jahreszeiten und wissen, wann es Zeit ist, sich zum Überwintern zurückzuziehen. Pflanzen suchen im Winter den Schutz der Erde und treiben aus, wenn es Frühling wird. Melatonin ist die Substanz, die Menschen, Tiere und Pflanzen in den Tag-Nacht-Rhythmus einbindet, sie löst auch jahreszeitliche Veränderungen wie das Paarungs- und Brutverhalten bei Tieren aus.

Schumann-Resonanz – die Frequenz der Erde

Der Tag-Nacht-Rhythmus ist der für uns offensichtlichste, aber wir sind ebenso in den Rhythmus der Erde eingebunden, die als Schumann-Resonanz bezeichnet wird. 1952 entdeckte der Physiker Winfried Otto Schumann, dass elektromagnetische Wellen um die Erde laufen und bei 7,83 Hertz schwingen. Die NASA und der deutsche Physiker Dr. Wolfgang Ludwig entdeckten unabhängig voneinander, dass diese Schwingung für den Menschen lebenswichtig ist. Russische Astronauten, die im Weltall den Kontakt zur Erdresonanz verloren hatten, bekamen große psychische und körperliche Probleme, die erst verschwanden, als man ihnen die Erdresonanz auf dem Flug vorspielte. Unser Organismus und die Zirbeldrüse im Besonderen synchronisieren sich laufend mit der Frequenz der Erde, sodass wir »im Takt« sind – es ist allerdings möglich, dass sie wie im Fall der Astronauten fehlt oder durch Überlagerungen gestört ist.

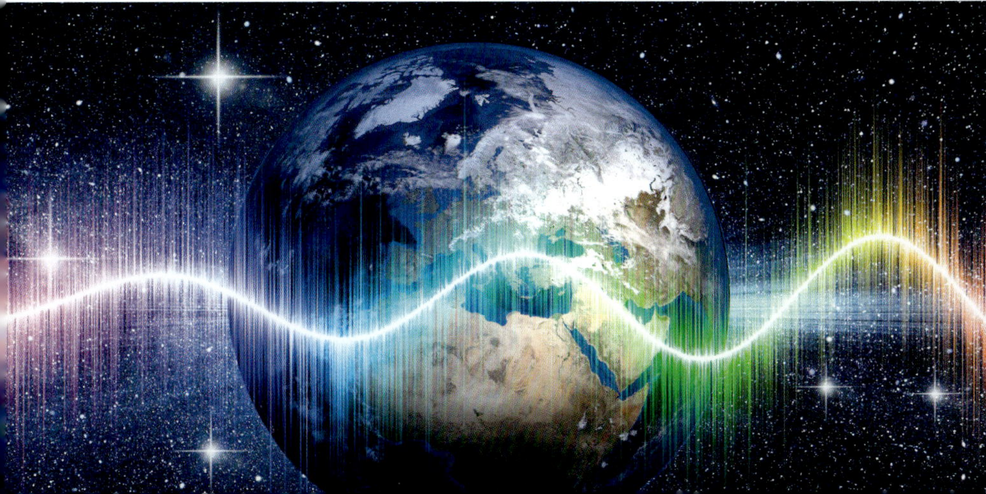

Aus dem Takt

Lichtverschmutzung ist die Hauptursache, die die Bildung von Melatonin unterdrückt und unseren natürlichen Tag-Nacht-Rhythmus stört.

Prof. Dr. Russel J. Reiter

Als das Leben entstand, gab es nur Hell oder Dunkel, das durch Dämmerungsphasen verbunden war. Tag und Nacht ist der natürliche, ursprüngliche Rhythmus, auf den alles Leben auf der Erde eingestimmt ist. Seit der Mensch die Möglichkeit besitzt, Licht zu machen – und das gilt natürlich besonders, seit es die Elektrizität gibt und wir auf Knopfdruck jederzeit so viel Licht und so große Helligkeit erzeugen können, wie wir wollen – kann der Mensch die Nacht zum Tag machen. Mit Flugzeugen können wir große Strecken überwinden und innerhalb kürzester Zeit Orte auf der Welt erreichen, die einen völlig anderen zirkadianen Rhythmus haben. Wir sprechen dann von Jetlag, und wie unangenehm es ist, ihn zu überwinden. Dass dieser Jetlag aber eine ernsthafte Rhythmusstörung ist, die den gesamten Körper belastet, und das nicht nur während der Tage, in denen er deutlich spürbar ist, darüber sind wir uns meist nicht im Klaren. Wer nimmt sich oder hat heute noch die Zeit, so langsam zu reisen wie Marco Polo, um sich dadurch ganz allmählich an die neue Umgebung und ihre Bedingungen anzupassen? Eine solche Reise ist nicht mehr Teil unserer Lebensvorstellungen und hat – sollte sich jemand dazu entschließen – etwas Extravagantes an sich. Im besten Fall etwas für Aussteiger oder Rentner.

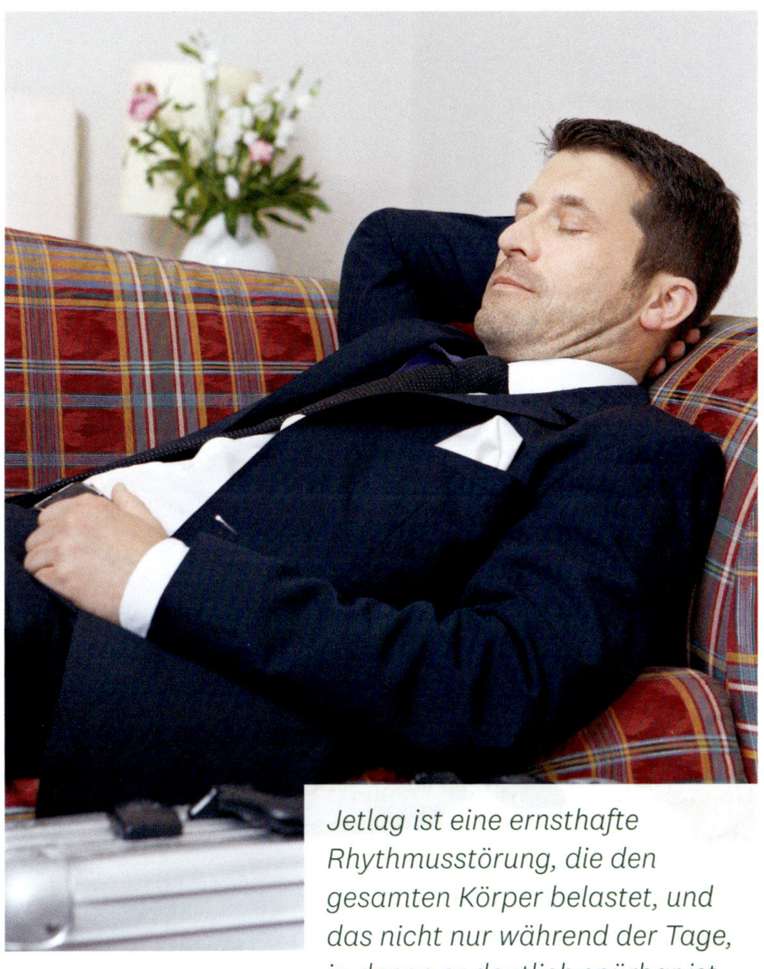

Jetlag ist eine ernsthafte Rhythmusstörung, die den gesamten Körper belastet, und das nicht nur während der Tage, in denen er deutlich spürbar ist …

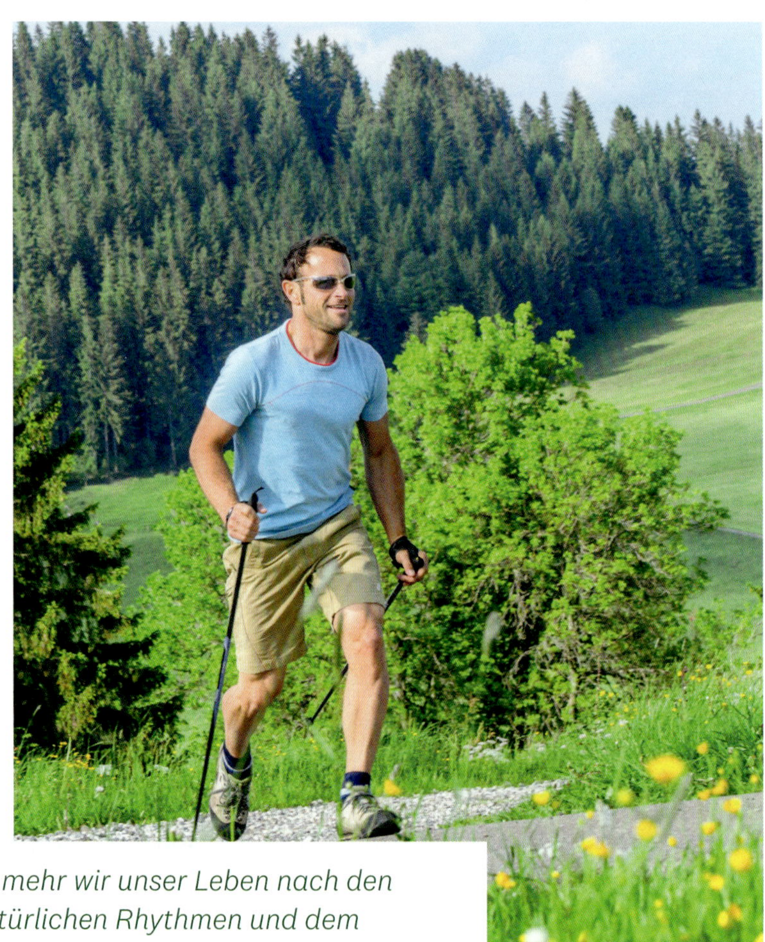

Je mehr wir unser Leben nach den natürlichen Rhythmen und dem zeitlichen Wechsel von Tag und Nacht ausrichten, desto gesünder, frischer und entspannter können wir sein …

Leben im Einklang mit den Rhythmen

Energie bewegt sich in Wellen.
Wellen bewegen sich in Mustern.
Muster bewegen sich in Rhythmen.

Ein menschliches Wesen ist genau das.
Energie, Wellen, Muster, Rhythmen.
Nicht mehr. Und nicht weniger.
Ein Tanz.

Gabrielle Roth

Je mehr wir unser Leben nach den natürlichen Rhythmen und dem zeitlichen Wechsel von Tag und Nacht ausrichten, desto gesünder, frischer und entspannter können wir sein, denn dann kann die Melatoninbildung normal ablaufen. Das gilt beispielsweise auch für die Zeiten, in denen wir essen, denn unser Körper ist auf morgens – mittags – abends eingestimmt und braucht zwischendurch Esspausen.

Das bedeutet nicht, dass wir niemals abweichen dürfen. Wir besitzen eine natürliche Widerstandskraft und Anpassungsfähigkeit, die uns helfen, Veränderungen zu überbrücken. Sie sind von Mensch zu Mensch unterschiedlich stark ausgeprägt und sinken durch chronischen Stress, belastende Umweltbedingungen, Umweltverschmutzung, Ernährungsfehler und vieles mehr. Die Rückkehr zu den natürlichen Rhythmen des Lebens im Tagesverlauf, in der Art, wie wir mit den jahreszeitlichen Veränderungen umgehen und durch das Bewusstsein, dass wir darin eingebunden und darin aufgehoben sind, bringt Ruhe, Gelassenheit und Heilung.

Melatonin: Taktgeber und Grundbaustein der Gesundheit

Melatonin ist der chemische Ausdruck der Dunkelheit.

Prof. Dr. Russell J. Reiter

Das komplexe System unseres Körpers braucht viele Stoffe, um funktionieren zu können: Aminosäuren, Eiweiße, Vitamine, Mineralstoffe, Enzyme, Antioxidantien … Wir sind biochemische Wesen, die auf Stoffliches angewiesen sind, und aufgrund der heutigen Lebensbedingungen benötigen wir meist deutlich mehr, als wir mit der Nahrung aufnehmen können. Melatonin ist jedoch nicht einfach nur ein weiterer dieser Stoffe. Sein langer Weg durch die Entstehungsgeschichte des Lebens zeigt, dass Melatonin ein Grundbaustein ist, der ausreichend vorhanden sein muss, damit alle anderen Stoffe wirklich genutzt werden können. Melatonin ist der Taktgeber für die rhythmischen Veränderungen, die überall in unserem Körper ablaufen. Und was könnte wichtiger und grundsätzlicher für einen gesunden und funktionierenden Organismus sein? Es ist daher nicht verwunderlich, dass Melatonin an allen wichtigen Abläufen unseres Körpers beteiligt ist, wenn nicht sogar maßgeblichen Einfluss darauf hat.

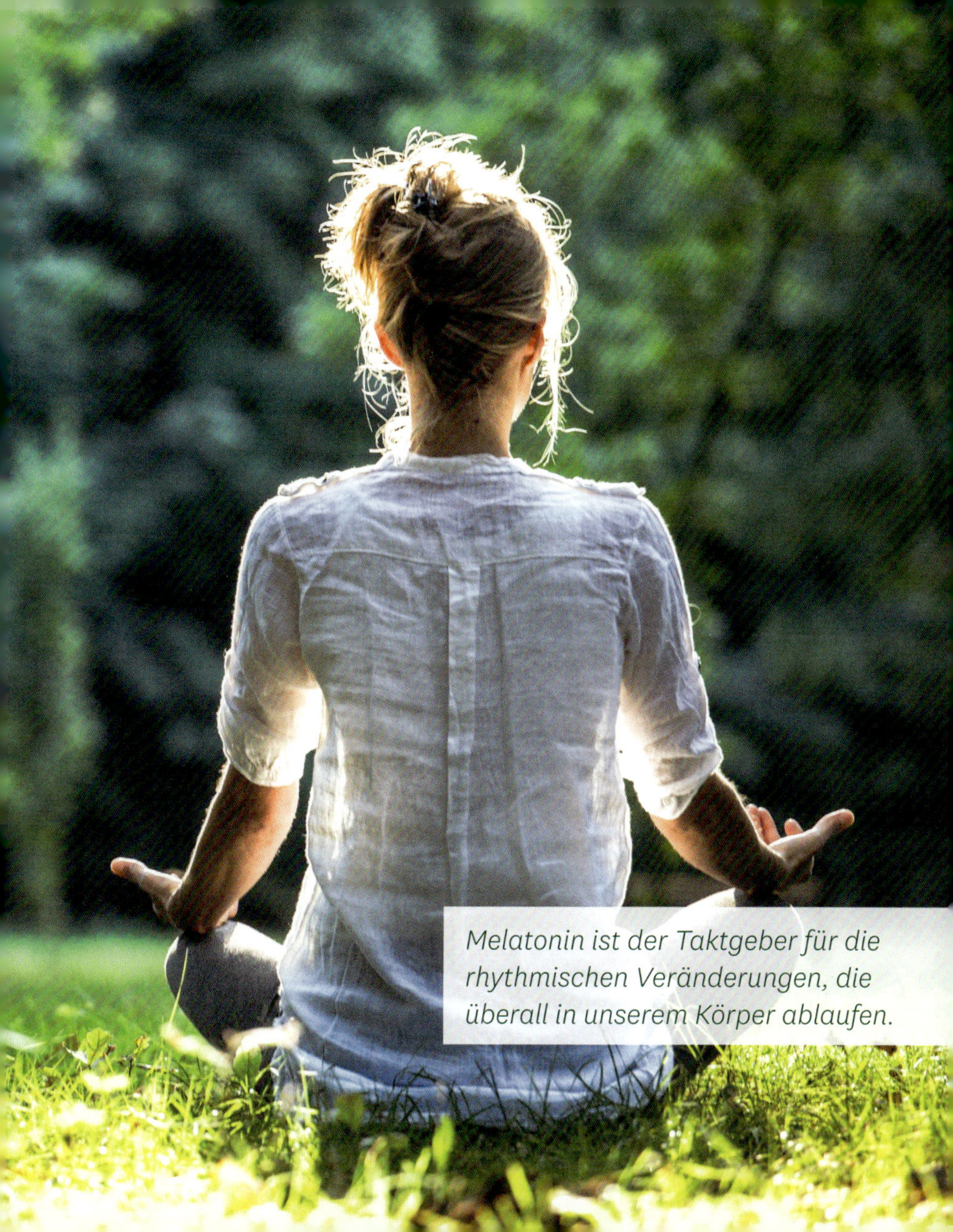

Melatonin ist der Taktgeber für die rhythmischen Veränderungen, die überall in unserem Körper ablaufen.

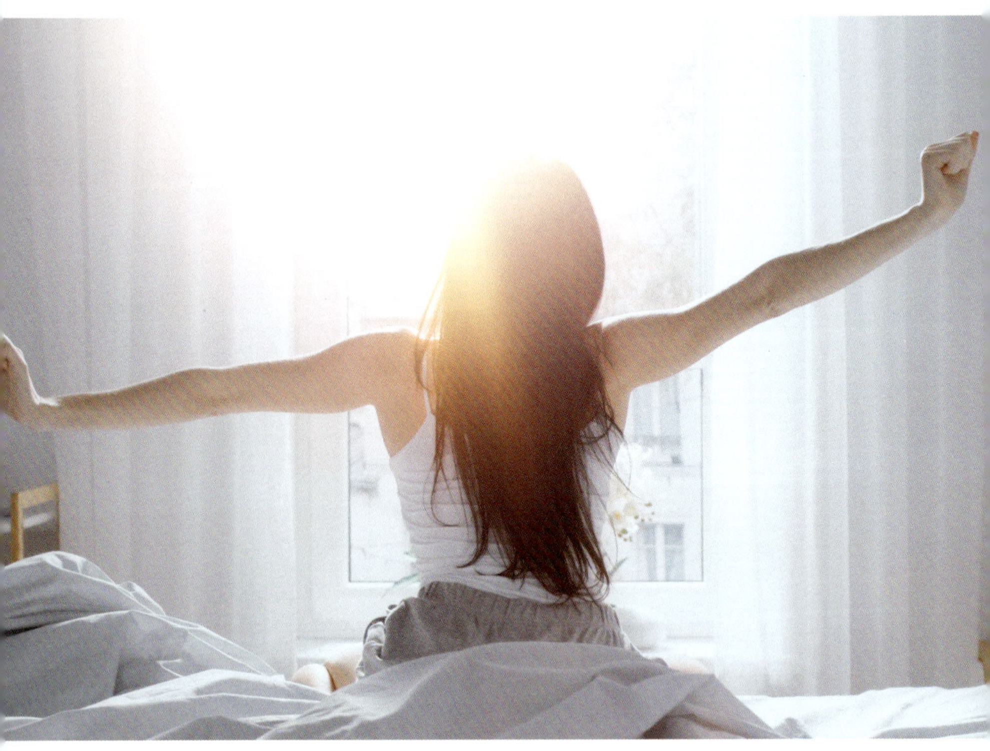

Melatonin taktet unsere biologischen Uhren

Melatonin ist vermutlich so alt wie das Leben selbst, aber die Forschung dazu ist im Vergleich noch jung. Sie begann 1958, als es dem Dermatologen Aaron B. Lerner gelang, eine stark bleichende Substanz aus einer Rinderzirbeldrüse zu isolieren, die er Melatonin nannte. Seit damals sind mehr als 60 Jahre vergangen und Melatonin rückt mehr und mehr ins Blickfeld, denn es wird immer deutlicher, dass ein gestörter zirkadianer Rhythmus mit vielfältigen Gesundheitsproblemen verbunden ist. Melatonin reguliert die Vielzahl unserer inneren biologischen Uhren, in deren Takt nicht nur die für uns direkt nachvollziehbaren, rhythmischen Abläufe wie die Atmung, der Puls und der Wechsel zwischen Wachen und Schlafen ablaufen, sondern auch zahllose weitere Vorgänge in den Zellen, im Stoffwechsel, im Gehirn, im Magen-Darm-Trakt und in allen Organen. Im Schlaf durchläuft unser Körper eine Vielzahl physiologischer Abläufe wie körperliche Regenerations- und Reparaturprozesse, Muskelwachstum und die Festigung von Erinnerungen. In den Tiefschlafphasen wird mehr von dem Wachstumshormon (*Human Growth Hormone*, HGH) ausgeschüttet, das unter anderem Energie durch Fettabbau bereitstellt. HGH stimuliert den Aufbau von Knochen und Bindegewebe, unterstützt die Immunabwehr und ist an der Regulation des Blutzuckerspiegels beteiligt. All dies geschieht vor allem in der Nacht und selbst das Tumorwachstum folgt einem zirkadianen Rhythmus.

Wenn die Zirbeldrüse aufgrund von Alter, Krankheit, Toxinen, Elektrosmog und vielem mehr nicht mehr in der Lage ist, genügend Melatonin zu produzieren, hilft die Einnahme zu einem natürlichen Rhythmus zurückzufinden.[3] Bei den meisten Menschen beginnt das mit besserem Schlaf.

Melatonin: Die wichtigsten Eigenschaften im Überblick

Melatonin …

- reguliert den Tag-Nacht-Rhythmus von Körper, Geist und Psyche;
- signalisiert allen Zellen und Organen, wann es Zeit für die Umstellung auf den »Nachtmodus« ist;
- ist ausschlaggebend für die Schlafqualität;
- entwickelt eine Radikalfängerkaskade und ist somit ein ungewöhnlich starkes Antioxidans, das den Zellkern und die Mitochondrien schützt;[4]
- reguliert wichtige Anteile des Hormonsystems, zum Beispiel indem es den Cortisolspiegel in der Nacht senkt;
- regt das Immunsystem an (Bildung von natürlichen Killerzellen, T-Helferzellen);[5]
- reguliert das Immunsystem und kann fehlgeleitete Entzündungen und Immunreaktionen verhindern oder reduzieren;
- verlangsamt die Alterung des Immunsystems (Immunoseneszenz) und trägt zur Regeneration bei;
- schützt die Zellen des Gehirns vor altersbedingten Mitochondrienschäden und kann neurodegenerative Erkrankungen verlangsamen oder verhindern;

- beeinflusst den Hippocampus, in dem Lernen, Abspeicherung von Gelerntem und Erinnerung stattfinden;
- ist an zahlreichen neurologischen Vorgängen beteiligt;
- schützt die Leber vor Fettansammlungen durch gesunde Mitochondrien in den Leberzellen;
- erhöht die weibliche Fruchtbarkeit;[6]
- verhindert eine Verkümmerung (Atrophie) der Eierstöcke, des Uterus und des Genitalgewebes der Vagina;
- kontrolliert zahlreiche Vorgänge auf Zellebene wie die Produktion wichtiger Moleküle;
- regt die Regeneration auf Zellebene an;
- schützt die DNA – unser Erbgut – vor der Zerstörung durch freie Radikale;
- stimuliert die Insulinsekretion in der Bauchspeicheldrüse;
- erhält eine gesunde Muskulatur, indem es die Energieproduktion in den Mitochondrien unterstützt;
- wird für einen gesunden Magen-Darm-Trakt gebraucht;
- ist unerlässlich für ein gesundes Herz-Kreislauf-System;
- senkt den Blutdruck;
- erhöht HDL-Cholesterin (das »gute« Cholesterin);
- begrenzt die Folgen eines Herzinfarkts oder Schlaganfalls;
- reguliert Stoffwechselvorgänge in verschiedenen Körperbereichen;

- ist am Knochenwachstum beteiligt;
- stärkt die Lungenfunktion;
- bildet den MAO-Hemmer Pinolin, der den Abbau der Stimmungs- und Wohlfühlhormone Serotonin, Dopamin, Noradrenalin und DMT verlangsamt;
- beugt durch seine antioxidative Kraft Krebs vor und kann die Tumorbildung hemmen;
- zeigt Erfolge bei der Behandlung von SARS-CoV-2 und
- verringert die negativen Auswirkungen von Chemotherapie und Strahlung.

Kann Melatonin noch mehr?

Diese Frage beantworten Prof. Dr. Russel J. Reiter und Kollegen im Fazit einer Studie von 2016 folgendermaßen:

»Angesichts der vielfältigen positiven Wirkungen, die für Melatonin berichtet wurden, ist davon auszugehen, dass sie möglicherweise nur Begleiterscheinungen der wirklich grundlegenden, noch zu identifizierenden Basiswirkung(en) dieses alten Moleküls sind.« Zu Melatonin gibt es noch vieles zu entdecken, und diese Erkenntnisse werden Wesentliches zu dem sich bereits entwickelnden Paradigmenwechsel in der Medizin beitragen.

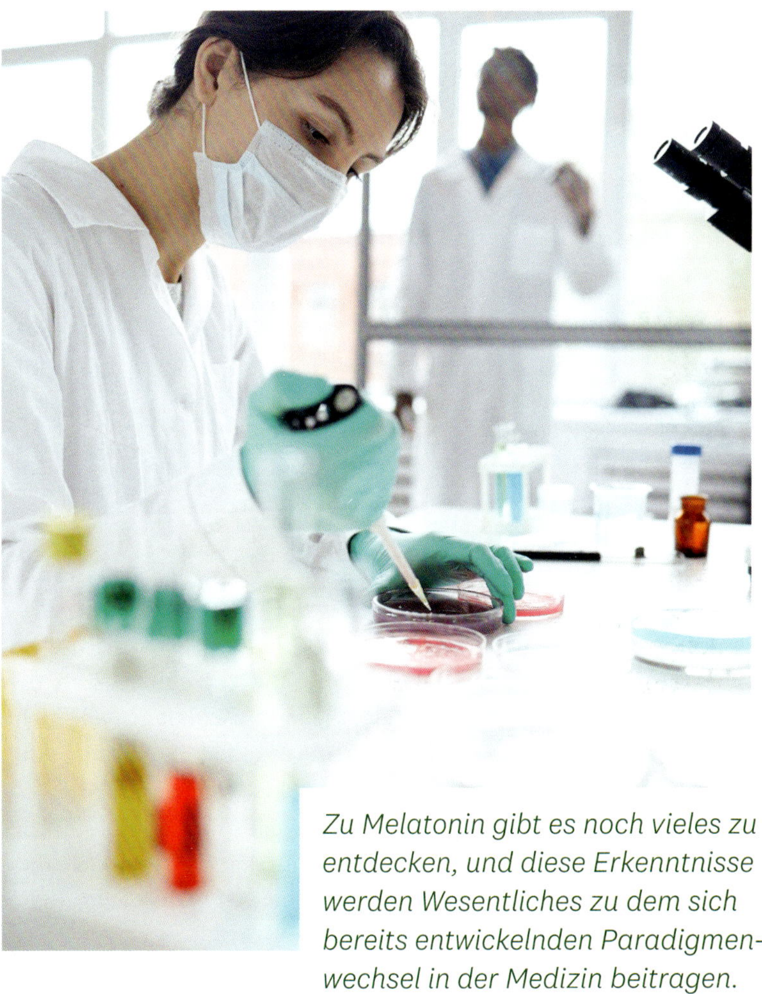

Zu Melatonin gibt es noch vieles zu entdecken, und diese Erkenntnisse werden Wesentliches zu dem sich bereits entwickelnden Paradigmenwechsel in der Medizin beitragen.

Gut schlafen, regenerieren und Kraft tanken mit Melatonin

Schlaf ist die goldene Kette, die die Gesundheit und unseren Körper zusammenhält.

Thomas Dekker

- Melatonin ist der Taktgeber für den Schlaf-Wach-Rhythmus.
- Melatoningaben füllen die im Laufe der Zeit sinkende Melatoninproduktion auf.
- Melatonin erleichtert das Einschlafen und verbessert die Schlafqualität.

Schlafen Sie gut? Schlafen Sie schnell ein und bis zum Morgen durch? Können Sie nach einer kurzen Unterbrechung, zum Beispiel für einen Toilettengang, bald wieder einschlafen? Falls nicht, fehlt es Ihnen mit größter Wahrscheinlichkeit an Melatonin. Aber selbst, wenn Sie gut schlafen, kann es aufschlussreich sein, den Melatoninspiegel testen zu lassen, denn das Hormon ist für so vieles im Körper verantwortlich, und natürlich hängt das, was Melatonin insgesamt leisten kann, von der Gesamtmenge ab, die nachts in der Zirbeldrüse gebildet wird.

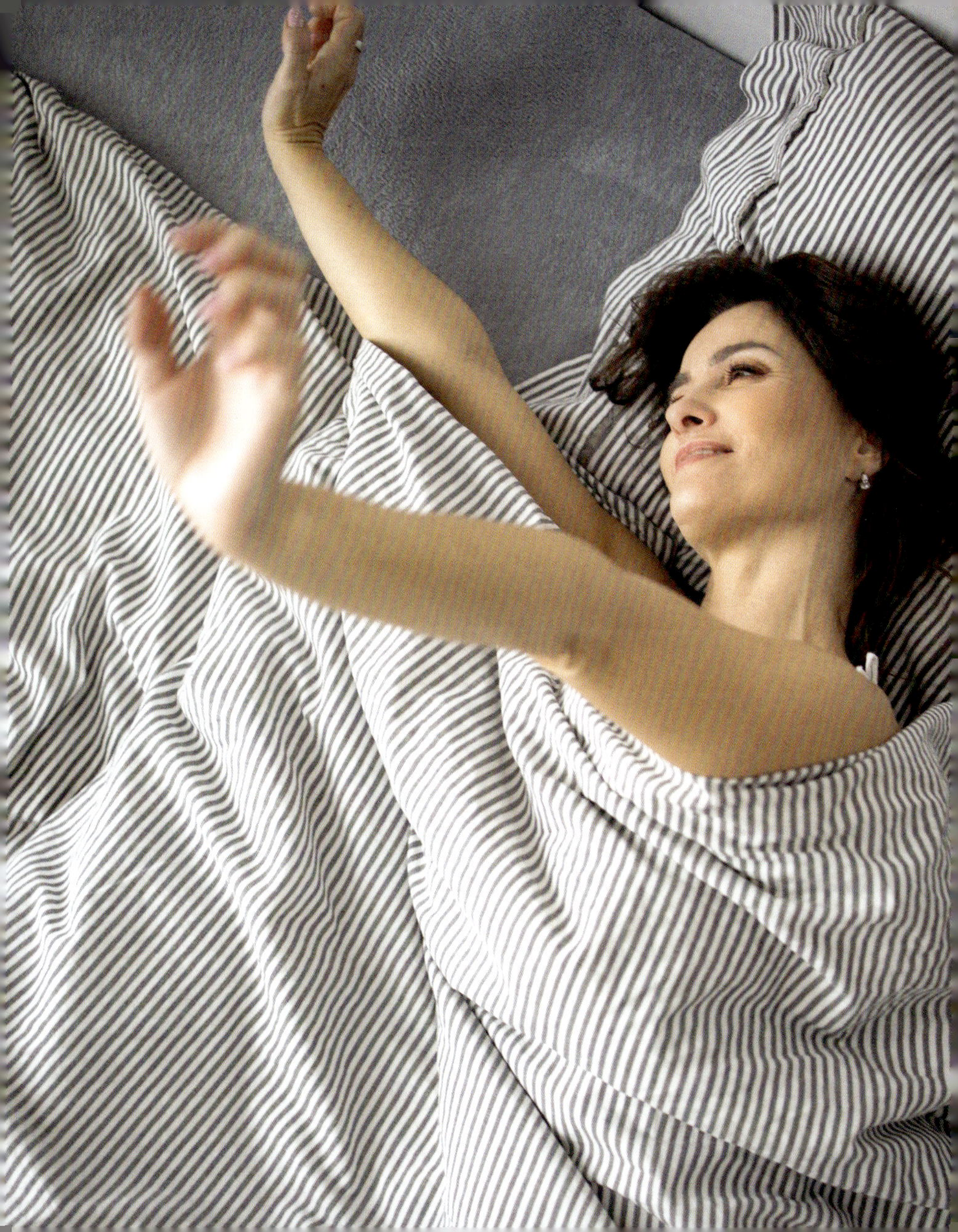

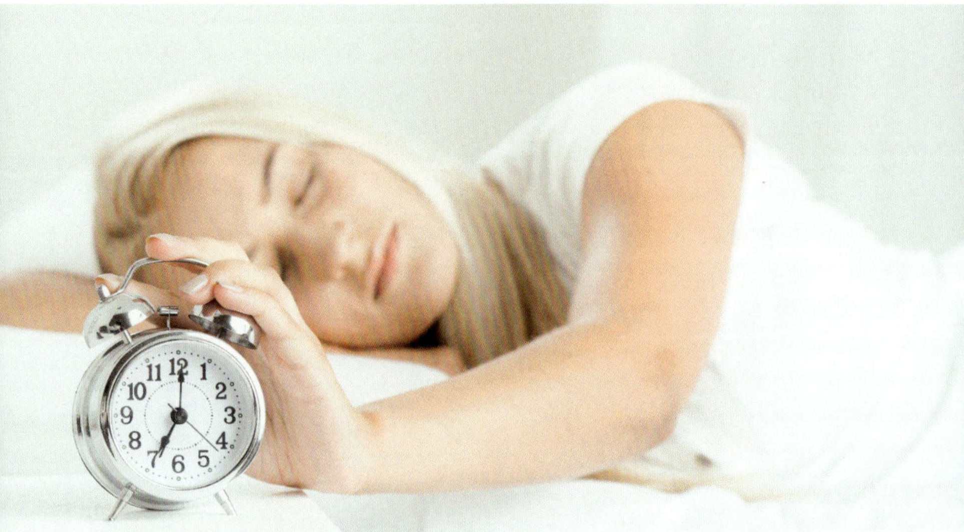

Immer mehr Menschen leiden unter Schlafstörungen. Stress und innere Unruhe, Ernährung, Verdauungsprobleme, Histaminüberschuss, das Mastzellaktivierungssyndrom (MCAS) sowie weitere Symptome und Erkrankungen können der Auslöser sein. Rund hundert verschiedene Ursachen und Formen sind bekannt, mit einem breiten Spektrum an Folgen, je länger die Schlafstörungen andauern. Schlafmangel schwächt, körperliche und geistige Leistung sinken, das Immunsystem verliert an Schlagkraft. Schlafprobleme in 3 von 7 Nächten erhöhen das Risiko für grippalen Infekt, Diabetes, Gefäßerkrankungen, Herzinfarkt und Schlaganfall. Weitere Auswirkungen reichen von Magen-Darm-Beschwerden, starkem

Übergewicht bis hin zu Krebs. Untersuchungen des Center for Sleep and Circadian Neurobiology an der Universität von Pennsylvania, an dem jedes Jahr mehr als 5000 Studien durchgeführt werden, ergaben, dass bereits kleinste Störungen beim Einschlafen oder während des Schlafs das Krankheitsrisiko deutlich erhöhen können.

Mit den Jahren wird bei den meisten Menschen immer weniger Melatonin gebildet. Auch das ist ein Grund, warum ältere und alte Menschen häufig kürzer schlafen. Melatonin kann den Schlaf-Wach-Zyklus wieder in seine natürliche Rhythmik zurückbringen. Da die Ausschüttung des Hormons mit dem Einbruch der Dunkelheit beginnt und gegen 3 Uhr morgens ihren Höhepunkt erreicht, sollten Sie sich genau überlegen, wann und wie lange Sie sich vor dem Einschlafen dem Licht einer Lampe aussetzen. Schalten Sie während der Nacht kein Licht an, wenn es sich vermeiden lässt, denn schon ein kurzer Lichtimpuls von den heute gängigen Lichtquellen (blaues Licht) beeinflusst die Melatoninproduktion in der Zirbeldrüse und beeinträchtigt den Schlaf.[7,8]

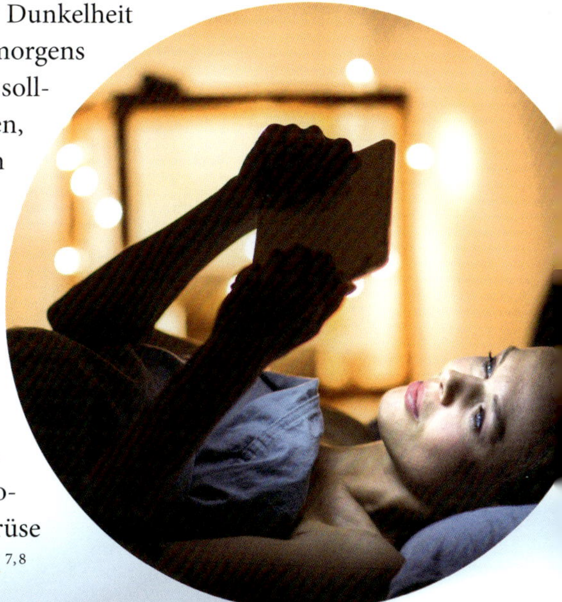

Hinzu kommt, dass die Zirbeldrüse bei den meisten Menschen ohnehin stark belastet und verkalkt ist. Umweltgifte wie Fluor, Quecksilber, Aluminium, Pestizide, EMF (elektromagnetische Felder wie WLAN, Handy, Bluetooth), blaues Licht von LED-Lampen, Bildschirmen und Handys, Luftverschmutzung, Ernährungsgifte wie Zusatzstoffe, synthetisches Calcium, Sonnenmangel und chronischer Stress wirken sich sehr schädlich auf dieses sensible Organ aus, das durch seine Lage im Gehirn nicht vor schädlichen Stoffen geschützt ist. Außerdem ist die Zirbeldrüse besonders empfänglich für elektrische, elektromagnetische und magnetische Strahlung, da sie selbst in intensiver Verbindung mit äußeren Wellen wie der Erdresonanz steht und sich laufend an ihr ausrichtet.

Sorgen Sie dafür, dass Schlafstörungen gar nicht erst aufkommen. Lassen Sie Ihren Melatoninspiegel bestimmen oder machen

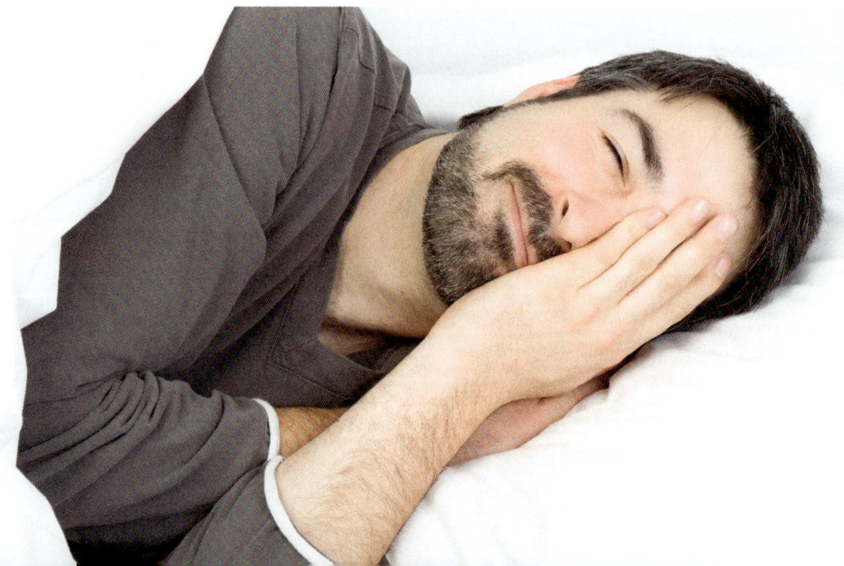

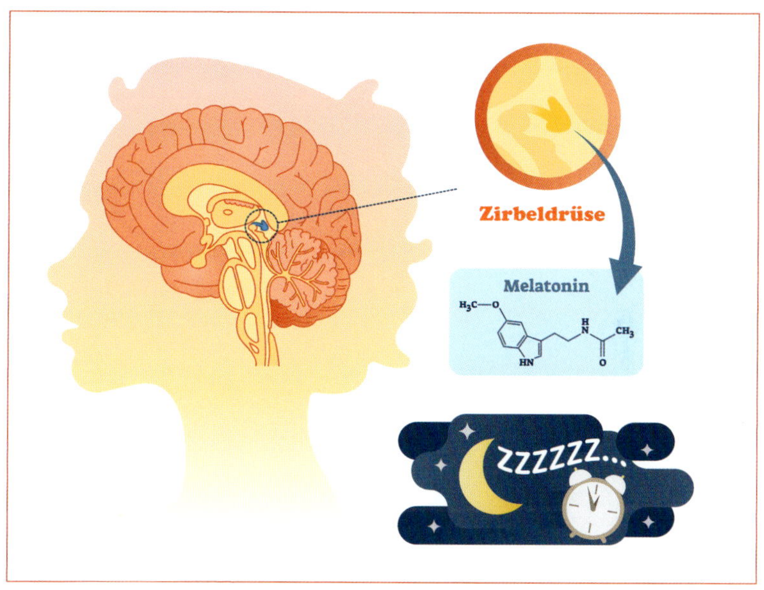

Die Ausschüttung von Melatonin in der Zirbeldrüse leitet den Schlaf ein

Sie einen Selbsttest mit Melatonin, das Sie eine halbe bis eine Stunde vor der Zeit einnehmen, zu der Sie schlafen wollen. Je nach Mageninhalt dauert die Aufnahme kürzer oder länger. In der medizinischen Forschung ist inzwischen eindeutig belegt, dass Melatoningaben bei Schlafproblemen helfen.[9,10] Immer mehr Menschen greifen daher zu Melatonin und berichten von guten Erfahrungen. Bei manchen verstärken sich die Träume und einige berichten von einer geschärften Wahrnehmung und Intuition – einer »Öffnung des Dritten Auges«.

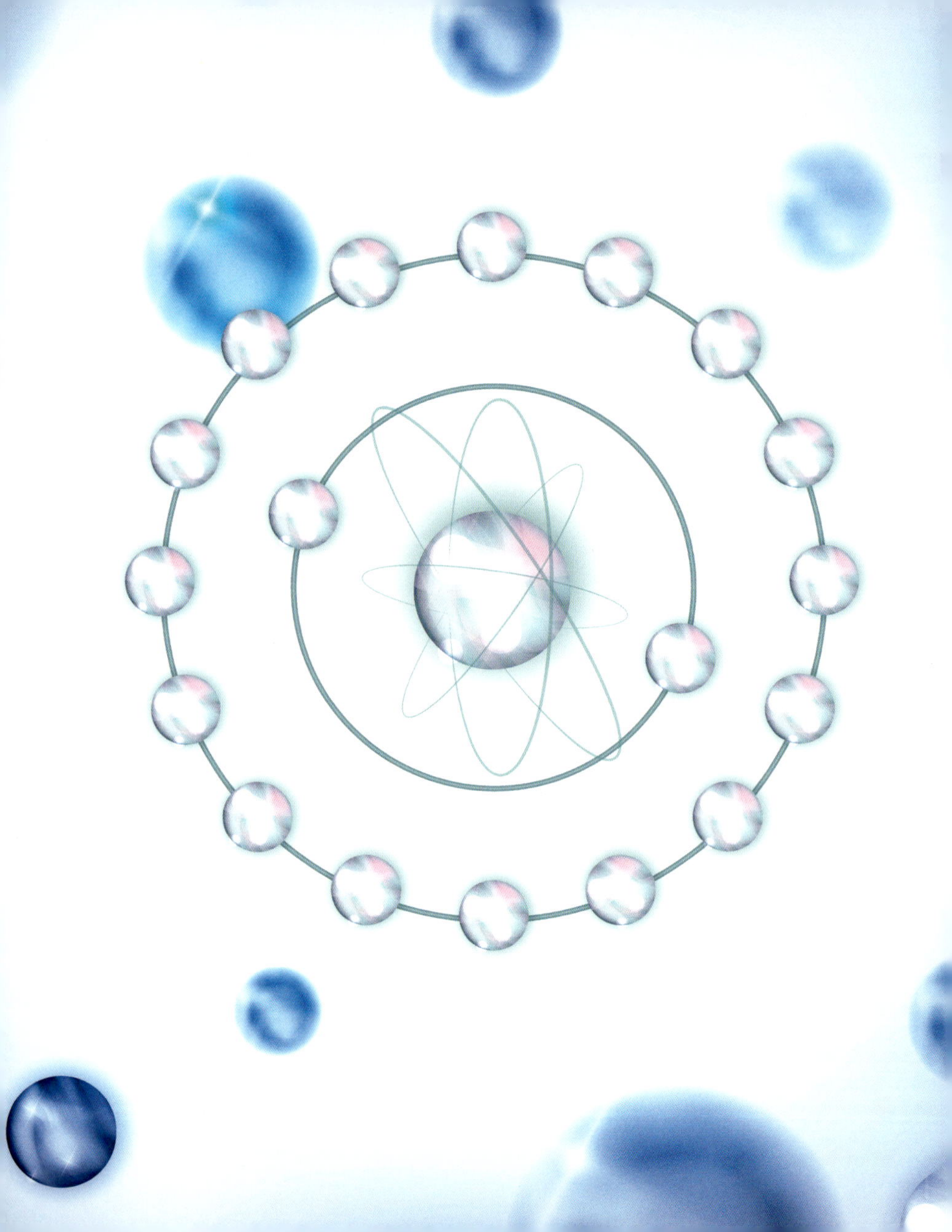

Radikalfängerkaskade: Melatonin und seine Metaboliten neutralisieren freie Radikale hocheffektiv

- Melatonin schützt die Zellen aller Lebensformen seit Milliarden Jahren vor Zerstörung.
- Melatonin und seine Metaboliten bilden eine Radikalfängerkaskade, die freie Radikale in Stufen hocheffektiv entschärft.
- Durch diese zellschützende Kettenreaktion ist Melatonin anderen Antioxidantien deutlich überlegen.
- Melatonin erneuert die starken Radikalfänger Glutathion, Glutathiontransferase und Glutathionperoxidase.
- Melatonin neutralisiert freie Radikale, ohne selbst ein Radikal zu werden.

Was sind freie Radikale?

Freie Radikale sind unvollständige Moleküle, die wegen dieser Unvollständigkeit sehr reaktionsfreudig sind. Sie versuchen, das in ihrem Aufbau fehlende Elektron woanders zu finden, es herauszureißen und sich mit ihm zu verbinden. Das zurückbleibende Molekül ist nun ebenfalls unvollständig und wird selbst zum freien Radikal. Daraus entsteht eine Kettenreaktion, die immer mehr Moleküle in

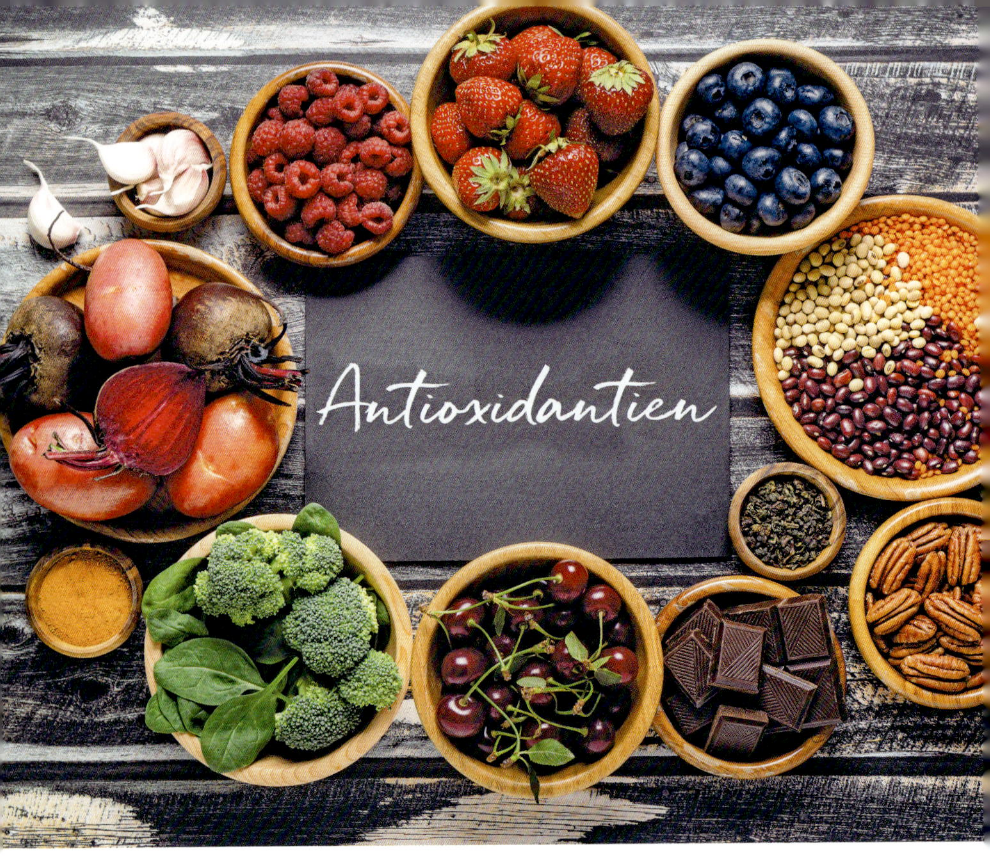

den Zellen zerstört. Diese Moleküle funktionieren nicht mehr richtig und zerstören schließlich die gesamte Zelle. In der Fachsprache heißt dieser Vorgang Oxidation: Ein Elektron wird abgegeben, das dann in der Gesamtstruktur fehlt. Antioxidantien – Stoffe, die diese Zerstörung vermeiden oder verringern – sind deshalb ein grundlegendes Thema für unsere Gesundheit, die Schnelligkeit, mit der wir altern und unsere Lebensspanne.

Melatonin ist das älteste Antioxidans

Melatonin ist das Antioxidans, das die Natur den Zellen aller Lebensformen gleich zu Beginn der Evolution zu ihrem Schutz gegeben hat, denn freie Radikale waren und sind allgegenwärtig. Sie können aufgrund von Umweltgiften, Zigarettenrauch, Strahlung und vielem mehr in Pflanzen, Tieren und Menschen entstehen und werden als Abfallprodukte der Stoffwechselprozesse in allen Zellen gebildet. Ist genügend Melatonin im Körper vorhanden, haben freie Radikale kaum Chancen, denn das Hormon ist nach allem, was wir wissen, der Spitzenreiter unter den Antioxidantien.[11]

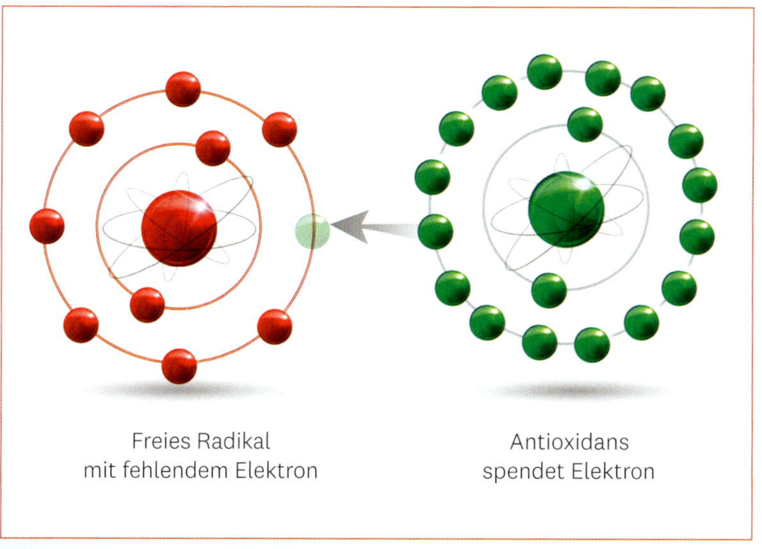

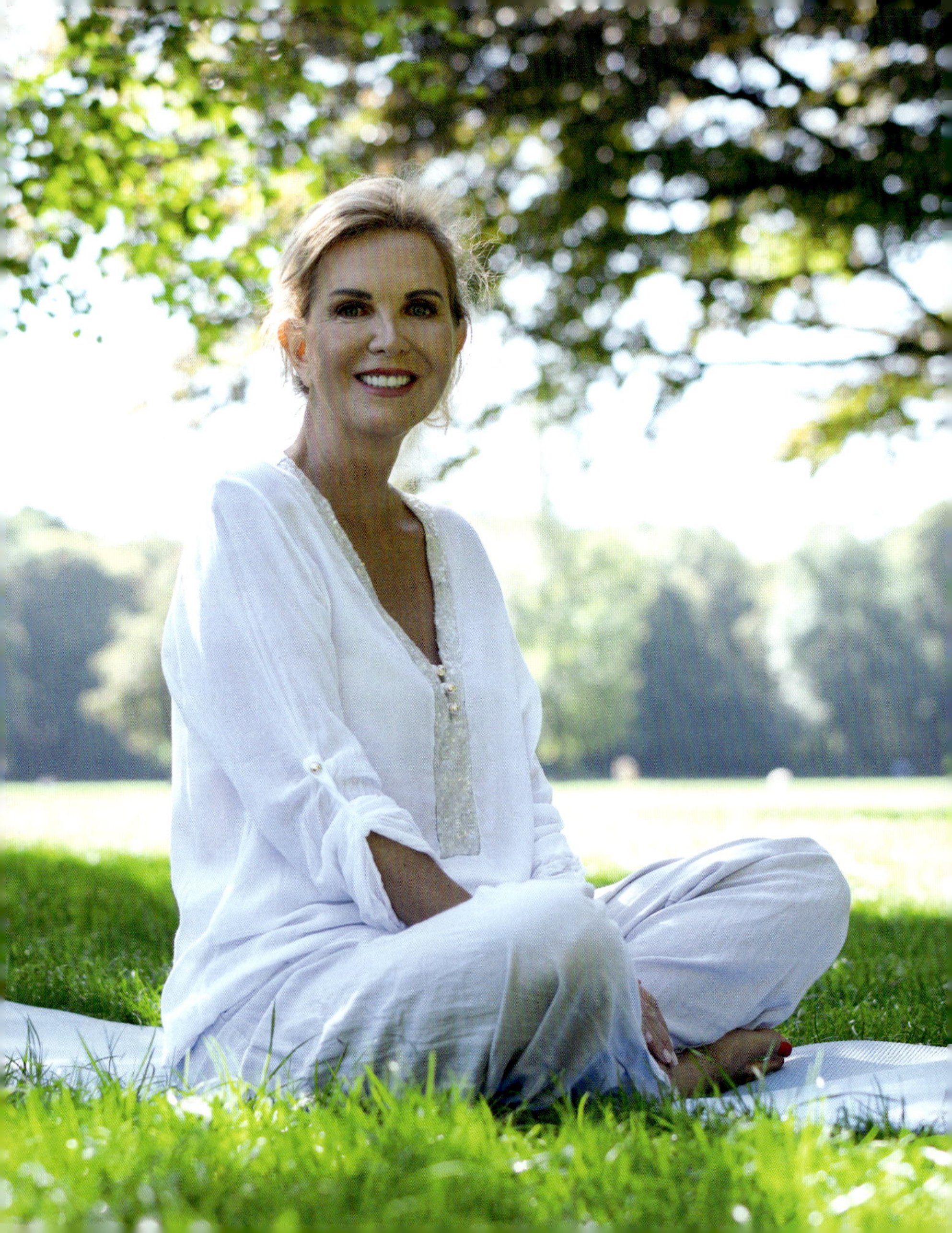

Fünf Gründe, warum Melatonin das wirksamste uns bekannte Antioxidans ist

1. Melatonin ist ein nicht spezialisiertes, überall wirkendes Antioxidans

Das Breitspektrum-Antioxidans Melatonin gilt nicht umsonst als Spitzenreiter: Es ist ein nicht spezialisiertes, überall wirkendes Antioxidans, das außerdem weitere starke Radikalfänger aktiviert. Es schützt die Zellen umfassend, bevor Zerstörung und Entartung geschehen können. Melatonin erhält so nicht nur die Gesundheit und Jugendlichkeit, sondern beugt auch Krebs und zahlreichen anderen Krankheiten vor.

2. Melatonin wirkt in allen Zellbereichen

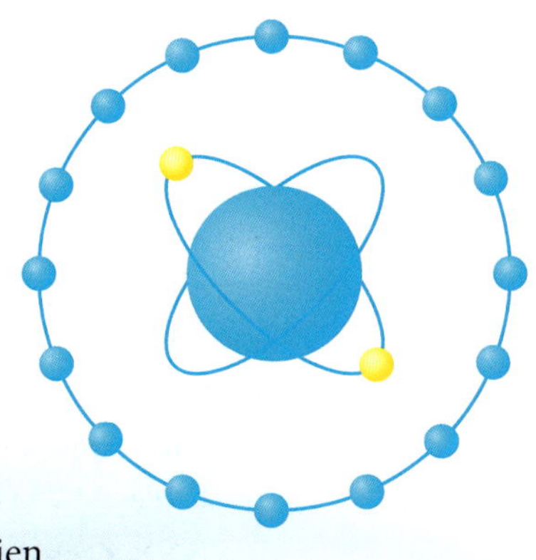

Melatonin wirkt sowohl in den fetthaltigen Anteilen als auch in der Zellmembran und ebenso in den wässrigen Anteilen. Das können nur wenige Antioxidantien. Damit erreicht das Hormon sämtliche Körperzellen innerhalb kürzester Zeit und nimmt freien Radikalen ihre zerstörerische Kraft.

3. Melatonin kann Glutathion, Glutathiontransferase und Glutathionperoxidase regenerieren

Melatonin erneuert die hochwirksamen Radikalfänger Glutathion, Glutathiontransferase und Glutathionperoxidase und macht sie wieder einsatzbereit. Alle Zellen brauchen Glutathion, was im Normalfall auch in jeder Zelle in großen Mengen zum Schutz und für die Entgiftung vorhanden ist. Glutathion wird aus den drei Aminosäuren Glutaminsäure, Cystein und Glycin gebildet. Wie viel hergestellt werden kann, hängt davon ab, in welcher Menge diese Aminosäuren im Körper vorhanden sind. Ihre Produktion beginnt mit den essenziellen Aminosäuren, aus denen der Körper Glutaminsäure, Cystein sowie Glycin und danach Glutathion bilden kann. Schenken Sie deshalb Ihrer Eiweißernährung sorgfältige Aufmerksamkeit – es ist nicht gleich, welche Eiweiße Sie zu sich nehmen und in welcher Menge.[12]

Wichtig sind auch die beiden anderen Glutathionvarianten: Glutathiontransferasen und Glutathionperoxidasen. Glutathiontransferasen sind Enzyme, die die Bindung von Glutathion an toxische Stoffe und damit die Entgiftung unterstützen, während Glutathionperoxidasen einen Teil der zelleigenen Abwehr gegen freie Radikale bilden.[13]

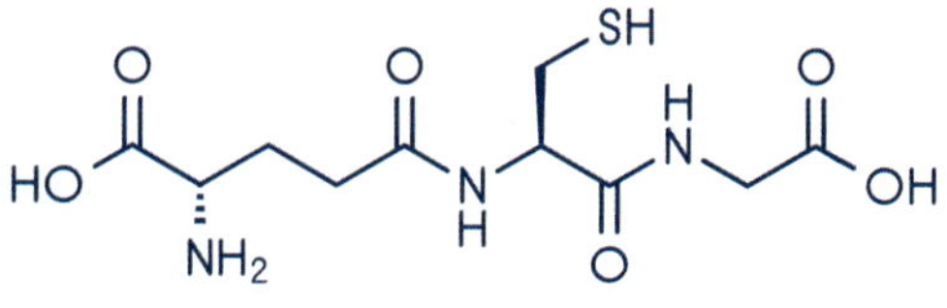

Glutathion

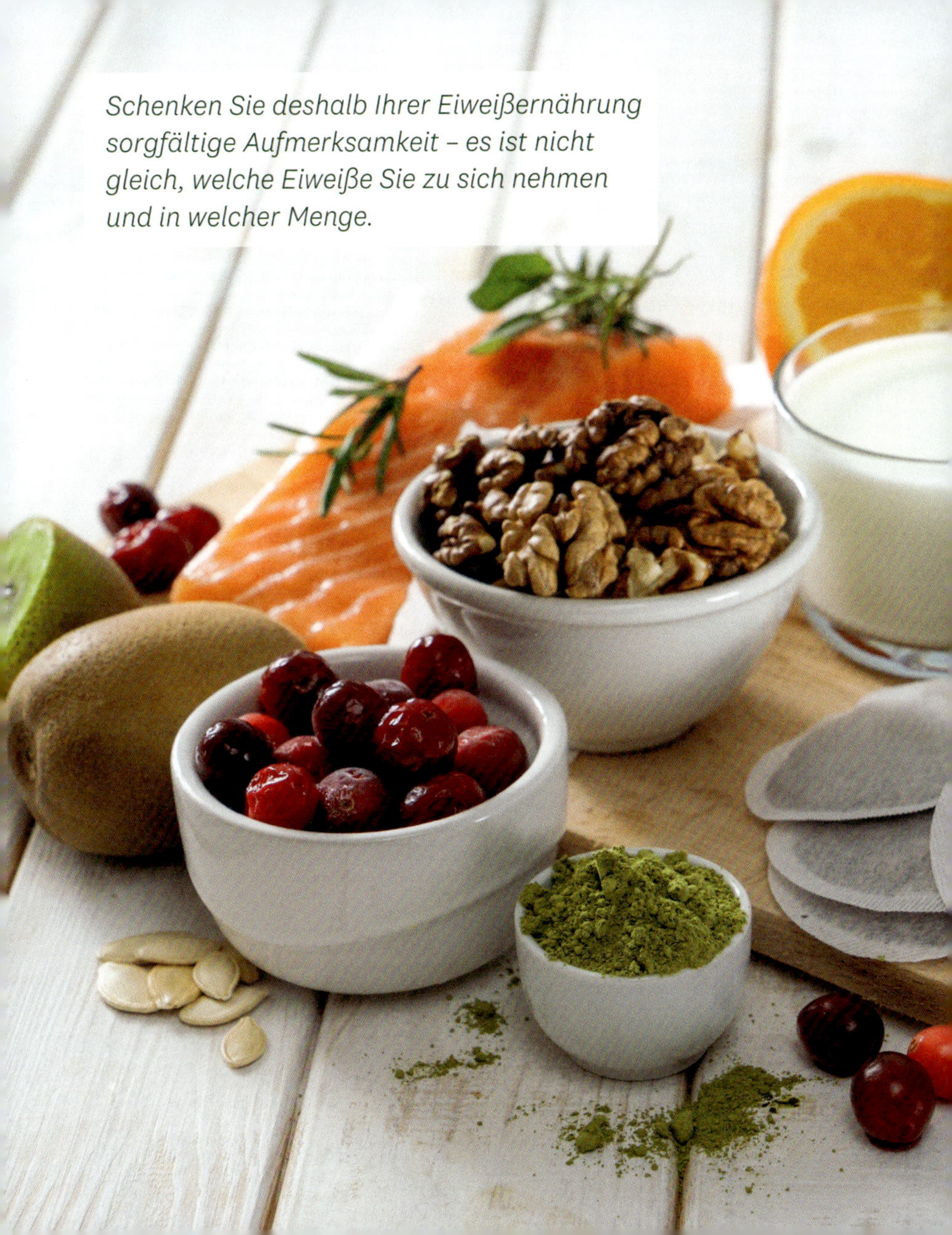

Schenken Sie deshalb Ihrer Eiweißernährung sorgfältige Aufmerksamkeit – es ist nicht gleich, welche Eiweiße Sie zu sich nehmen und in welcher Menge.

4. Melatonin und seine Metaboliten lösen eine Radikalfängerkaskade aus

Dieser letzte Punkt stellt eine sensationelle Besonderheit dar. Die Fähigkeit, freie Radikale unschädlich zu machen, ist nicht auf Melatonin beschränkt. Sämtliche Stoffe, die im Umwandlungsprozess von Melatonin entstehen, die sogenannten Metaboliten, sind ebenfalls Radikalfänger.[14] Daraus entsteht eine Kettenreaktion, die über einen längeren Zeitraum wirksam ist. Melatonin schützt die Zellen daher auch in niedrigen Konzentrationen hocheffektiv. Entsprechend findet sich besonders viel Melatonin in Geweben und Organen, die schädlichen Umweltbelastungen besonders ausgesetzt sind, wie in der Haut, im Darm und in Organen mit einem großen Sauerstoffverbrauch wie dem Gehirn.

Intensiver oxidativer Stress, also eine starke Belastung der Zellen durch freie Radikale, führt zu einem raschen Abfall des zirkulierenden Melatoninspiegels. Zellstress bewirkt nicht, dass weniger Melatonin gebildet wird, sondern dass es rasch für die Neutralisierung verbraucht wird. In allen Fällen, die Zellstress vorantreiben, wie Krankheit, Umweltbelastungen und chronischer Stress, ist es daher wichtig, den Melatoninspiegel aufzufüllen.

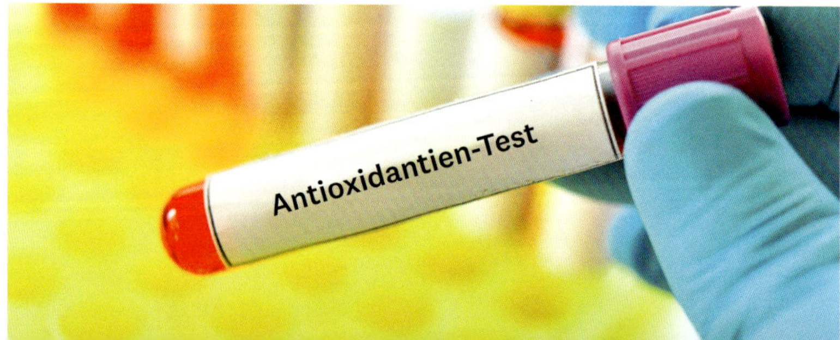

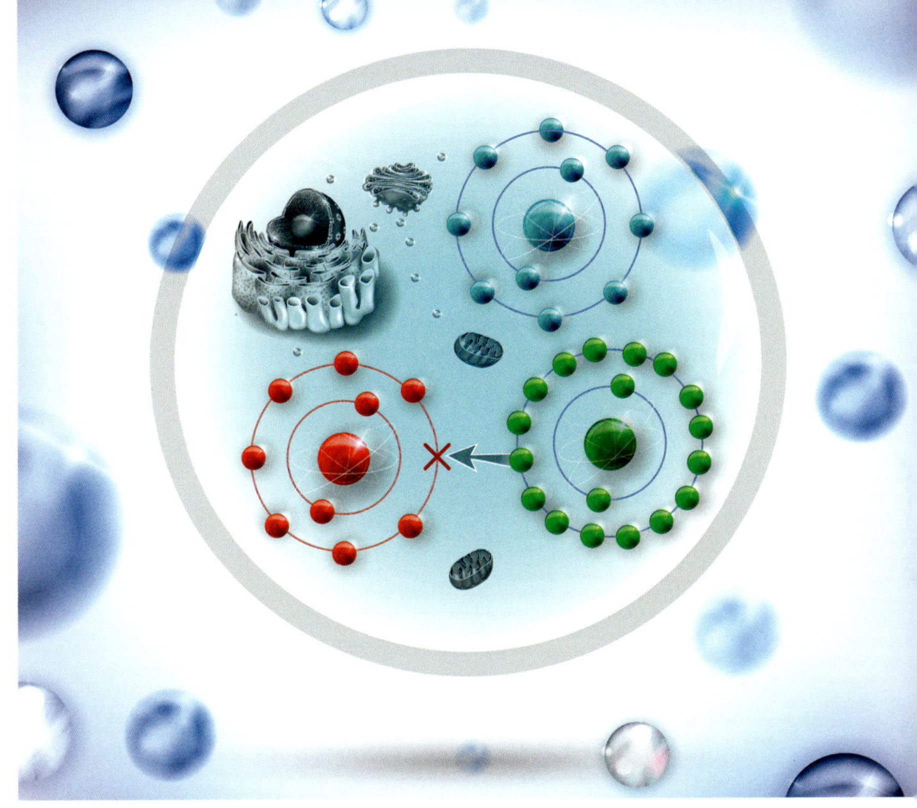

5. Melatonin neutralisiert freie Radikale, ohne selbst ein Radikal zu werden

Anders als andere Antioxidantien bleibt Melatonin vollständig erhalten, während es freie Radikale unschädlich macht. Glutathion, Vitamin C, Vitamin E … sie alle müssen erneuert werden, das heißt, sie brauchen frische Moleküle, um sich wieder zu vervollständigen und nicht selbst ein schädliches Radikal zu werden. Nicht so Melatonin.

Zellschutz und Taktgeber für die Mitochondrien

- Melatonin wird an vielen Stellen im Körper gebildet, auch in den Mitochondrien. Damit das funktioniert, braucht es das Melatonin aus der Zirbeldrüse.
- Melatonin schützt die Mitochondrien vor Zerstörung durch freie Radikale.
- Das Melatonin der Zirbeldrüse löst als Bote bestimmte Reaktionen in den Mitochondrien aus.
- Melatonin beugt einer mitochondrialen Dysfunktion vor.

Laufen, essen, denken, sprechen, atmen, verdauen … was immer wir tun, braucht Energie, selbst wenn wir schlafen. Zahllose Vorgänge in unserem Körper wie Stoffwechsel, Gehirntätigkeit, das Herz-Kreislauf-System sowie Regeneration und Heilung sind auf »Brennstoff« angewiesen, den die Mitochondrien für uns produzieren. Diese speziellen Abteilungen in den Zellen arbeiten Tag und Nacht und durchlaufen hochenergetische Prozesse, bei denen auch freie Radikale anfallen. Der hocheffektive Radikalfänger Melatonin neutralisiert diese aggressiven Moleküle und schützt die Tätigkeit der Mitochondrien. Im Gegensatz dazu hat das in der Zirbeldrüse gebildete Melatonin jedoch noch eine weitere, grundlegend wichtige Aufgabe: Es signalisiert den Mitochondrien, wann es Zeit ist,

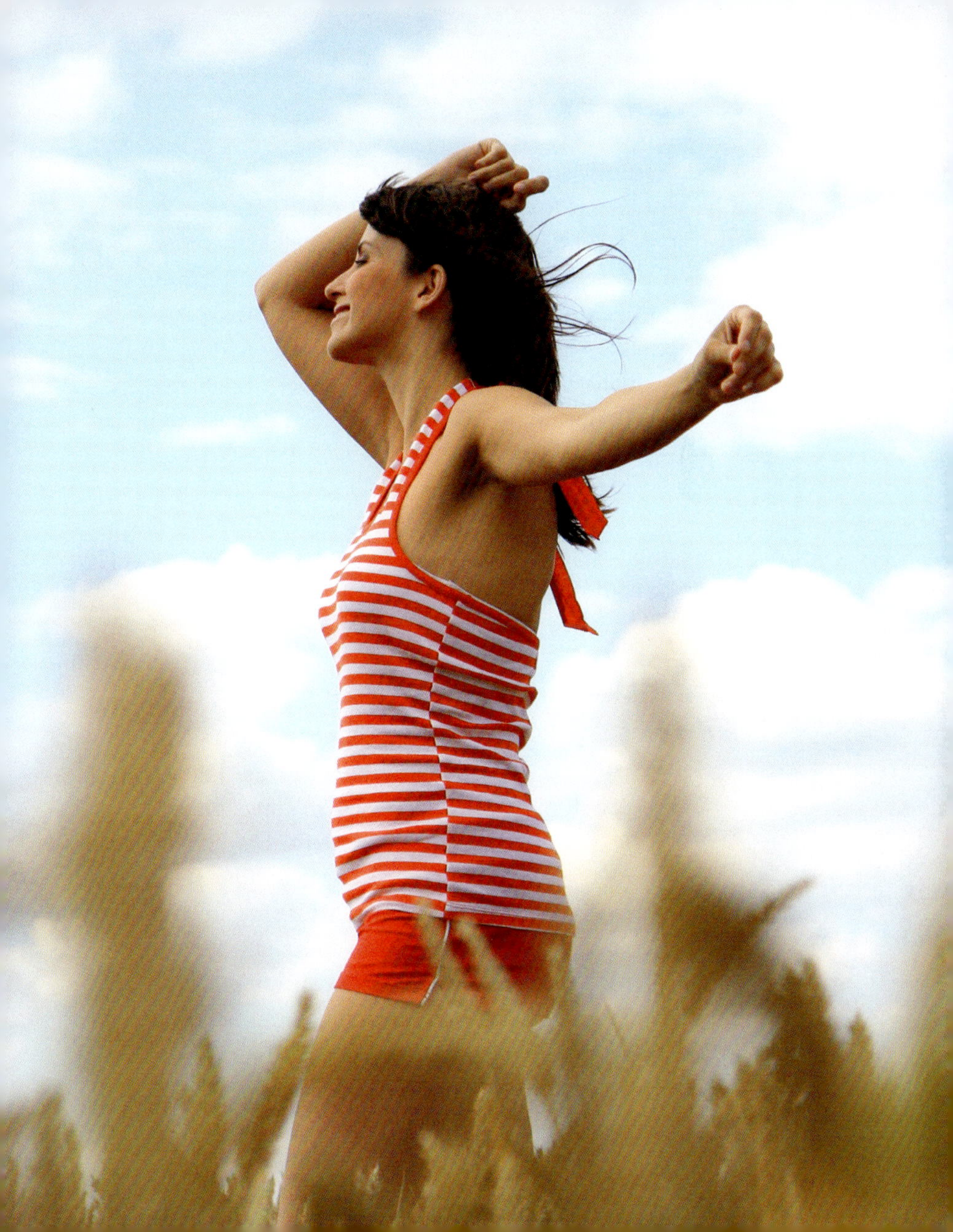

bestimmte Aufgaben auszuführen, etwa eigenes, schützendes Melatonin herzustellen.[15] Außerdem reguliert Melatonin den Prozess, durch den in der Zelle neue Mitochondrien gebildet werden und sorgt für den Abbau beschädigter Mitochondrien. Melatonin verbessert zudem die Homöostase in den Mitochondrien, durch die möglichst optimale Verhältnisse aufrechterhalten werden. All dies geschieht in Übereinstimmung mit der zirkadianen Ausschüttung von Melatonin in den Pinealozyten, den melatoninbildenden Zellen der Zirbeldrüse.

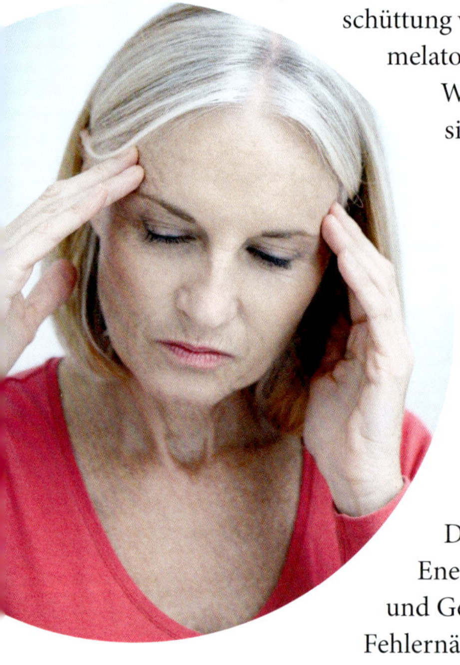

Wie wichtig gesunde Mitochondrien sind, zeigen die Erkrankungen, die bei einer gestörten Mitochondrientätigkeit auftreten. Die mitochondriale Dysfunktion gilt als eine der Hauptursachen für Energiemangel, Altern, Neuropathien (Fehlfunktionen der Nerven, Taubheitsgefühle), neurodegenerative Erkrankungen wie Parkinson, Alzheimer und Chorea Huntington, Demenz, Herzmuskelschwäche, Herzrhythmusstörungen, Diabetes Typ 2. Organe mit hohem Energiebedarf wie Muskeln, Herz, Augen und Gehirn sind besonders anfällig.[16,17]

Fehlernährung, Giftstoffe, Krankheiten, Stressfolgen und vieles mehr greifen die Mitochondrien an und senken ihre Leistung. Die Entdeckung, dass die Mitochon-

Die menschliche Zelle

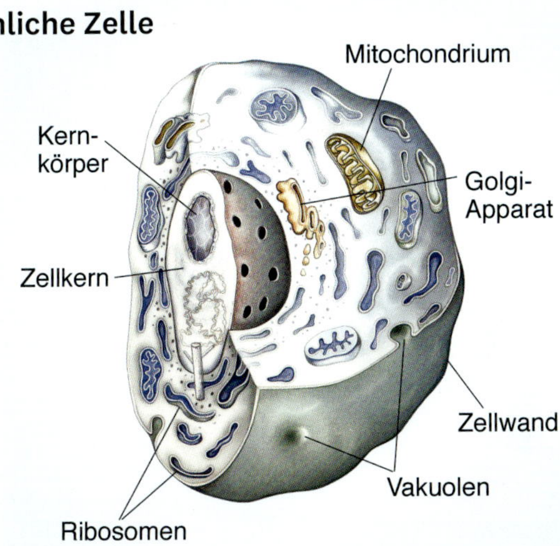

drien auch selbst Melatonin produzieren, ist daher fundamental.[18] Sie geben das Hormon nicht ins Blut ab, sondern nutzen es für Aufgaben innerhalb der Zelle. Um Melatonin herstellen zu können, brauchen die Mitochondrien Melatonin von der Zirbeldrüse, das ihnen den zeitlichen Rhythmus für die Produktion vorgibt. Eine verkümmerte Zirbeldrüse kann das nötige Melatonin jedoch nicht liefern. In einer 2007 in *Frontiers in Bioscience* veröffentlichten Studie kamen die Forscher zu dem Ergebnis, dass die meisten positiven Wirkungen, die bei Melatoningaben beobachtet werden, auf die Wirkung des Hormons in den Mitochondrien zurückzuführen ist.[19]

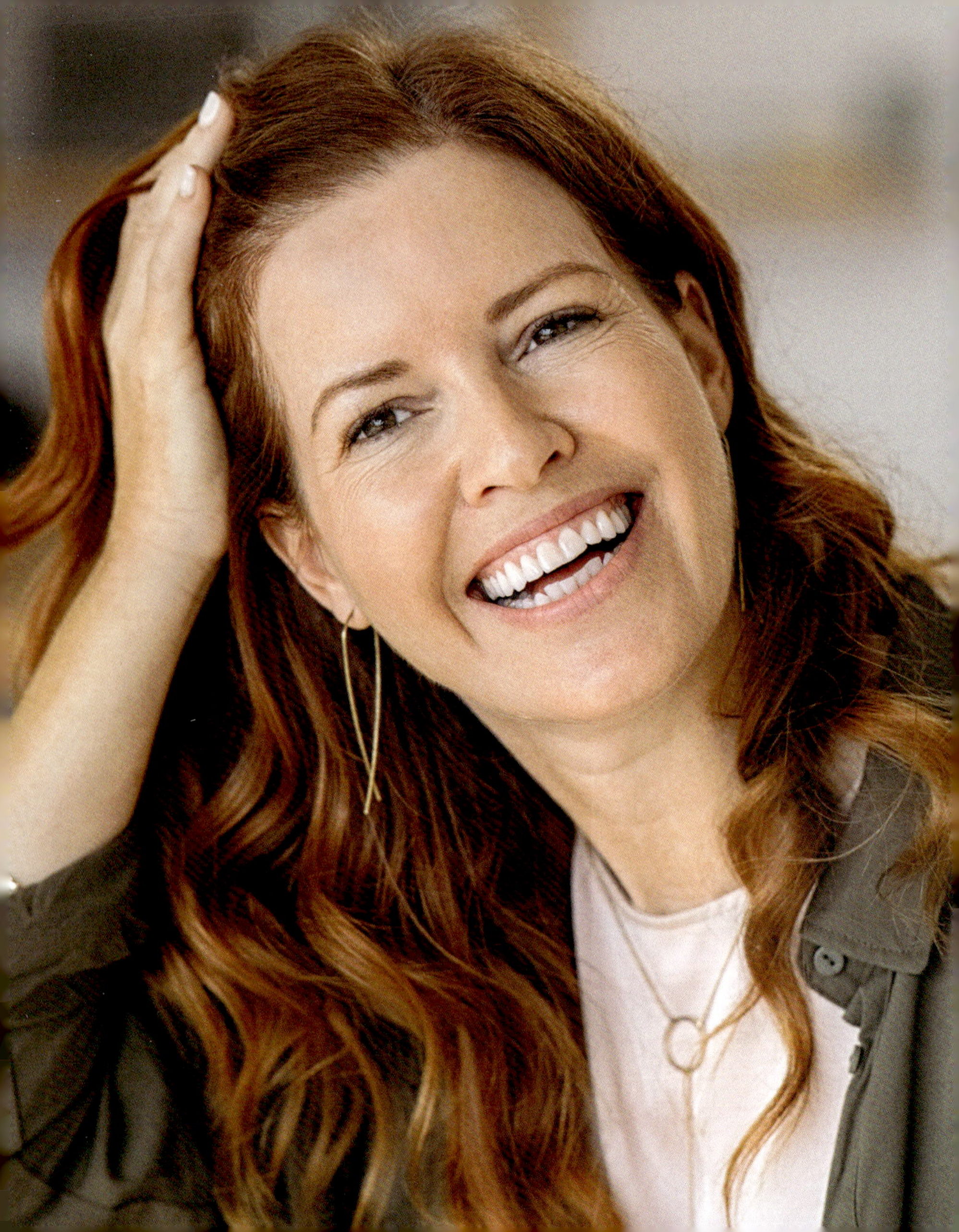

Anti-Aging: Langsam und gesund altern mit Melatonin

- Die fortschreitende Zerstörung von Zellen und Mitochondrien ist ein Hauptgrund für das Altern.
- Melatonin schützt Zellen und Mitochondrien vor Zerstörung durch freie Radikale.
- Sirtuine (SIRT) verlangsamen das Altern und regulieren wichtige Stoffwechselprozesse.
- Melatoningaben erhöhen die Aktivität des Langlebigkeitsgens SIRT1.
- Melatonin hemmt SIRT1 in Tumorzellen.
- Melatonin verstärkt die zellinterne Aufräumarbeit (Autophagie).

Wie lange ein Mensch lebt, hängt von vielen Faktoren ab. Es wäre also sicher zu einfach, ein einziges Mittel zum allumfassenden Jungbrunnen zu erklären. Grundsätzlich wirken sich alle Substanzen günstig auf die Lebensspanne aus, die Zellen und Mitochondrien schützen und die Zellaktivität unterstützen. Auch das Stressniveau, vor allem chronischer Stress, hat einen entscheidenden Anteil an Alterung und Lebenslänge.

Lange Zeit ging man davon aus, dass Sirtuine nur durch Kalorienrestriktion angeregt werden …

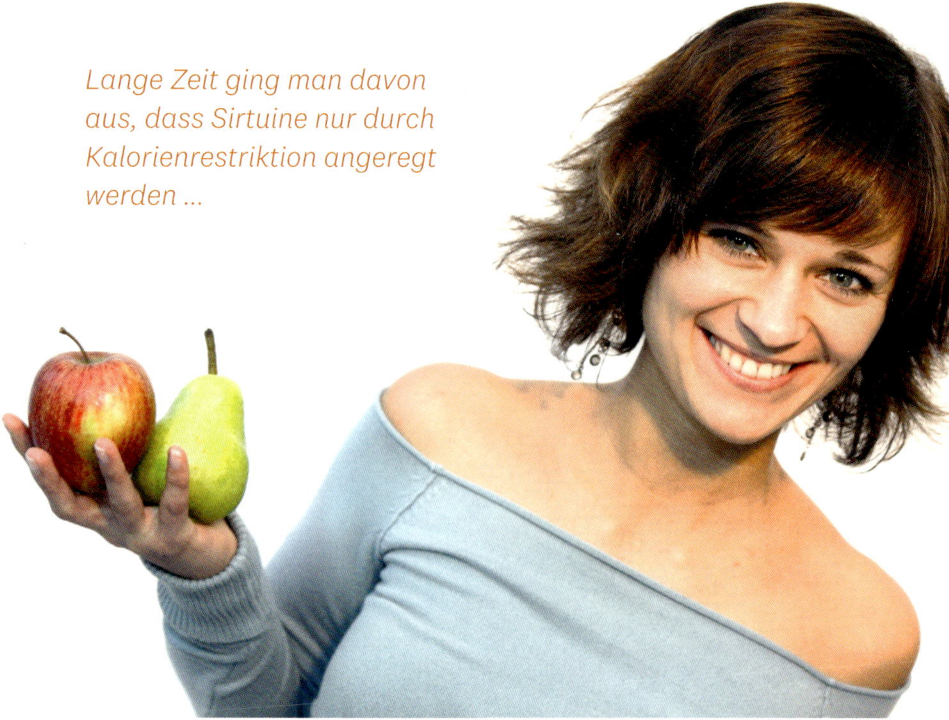

In vielen Studien wurde nachgewiesen, dass Melatonin Zellen und Mitochondrien sehr effektiv schützt und für wichtige zellinterne Abläufe notwendig ist. Bei diesen Abläufen haben Sirtuine entscheidende Aufgaben. Unter dem Namen »Sirtuine« wird eine Gruppe spezieller Enzyme zusammengefasst, die an wichtigen Kontroll- und Regulationsprozessen beteiligt sind. Das Langlebigkeitsgen SIRT1, das die Produktion zahlreicher Selbstheilungsgene anregt, ist eines aus dieser Gruppe. Sirtuine kommen in allen Lebewesen vor, beim Menschen wurden bisher sieben Typen gefunden. Lange Zeit ging man davon aus, dass Sirtuine nur durch Kalorienrestriktion angeregt werden,[20] aber längere Fastenperioden wie beim Intervallfasten sind nur ein Weg. Inzwischen ist bekannt, dass auch Melatonin Sirtuine aktiviert.[21,22,23]

Die Aufgaben der Sirtuine lassen sich in zwei große Bereiche einteilen: Sie verlangsamen das Altern der Zellen und sie sind wichtige Regulatoren im Stoffwechsel. Ähnlich wie Resveratrol und Melatonin verringern Sirtuine oxidativen Stress in den Zellen und verlängern ihre Lebensspanne. Langsamer alternde Zellen müssen weniger häufig ersetzt werden, was sich günstig auf die Länge der Telomere auswirkt. Telomere sind die Enden an den Chromosomen des Erbgutes. Sie dienen als Schutzkappe und werden bei jeder Zellteilung etwas kürzer. Alles, was die Telomere erhält, verlängert das Leben der Zellen und damit auch des Menschen. Zahlreiche Untersuchungen haben gezeigt, dass die Aktivität von Sirtuinen nach einer Melatoninbehandlung ansteigt, vor allem die des Langlebigkeitsgens SIRT1. Melatonin ist ein intelligentes Molekül, das weiß, wann und wie es gebraucht wird (siehe Kapitel »Ein uraltes Molekül«, Seite 12), und so agiert es auch im Körper. In Tumorzellen regt Melatonin SIRT1 nicht an, sondern hemmt es.[24]

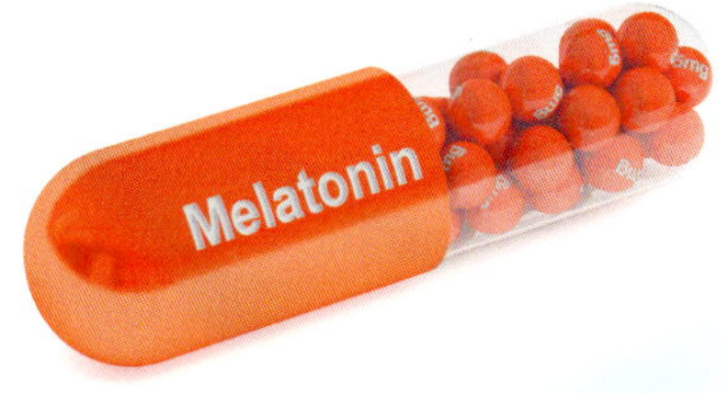

Melatonin fördert die Autophagie

Autophagie ist ein Vorgang, bei dem sich die Zellen selbst reinigen. Sie entsorgen dabei zum Beispiel schädliche Stoffe und unbrauchbare Eiweiße. Bei der Autophagie scheiden die Zellen den Zellschutt aber nicht einfach aus, sondern verdauen ihn. Es ist eine Art Recycling, bei dem manches wiederverwendet wird, um neue, brauchbare Stoffe zu bilden. Dieser Selbstreinigungsprozess ist lebenswichtig und Störungen ziehen Krankheiten nach sich. Bisher ging man davon aus, dass die Autophagie nur durch Fasten eintritt – und zwar nach einer bestimmten Anzahl von Stunden, die von 12 bis 16 variieren kann.

Doch auch Melatonin fördert die Autophagie – und das ganz ohne Fasten, einfach nur während der normalen nächtlichen Nahrungspause. 2020 versuchten Wissenschaftler herauszufinden, auf welche Weise Melatonin die Zellen bei Ischämie/Reperfusionsschäden schützt. Dabei handelt es sich um Sauerstoffmangel im Gewebe, wie er bei Herzinfarkt oder Schlaganfall auftritt. Die Wirkung konnte nicht durch den antioxidativen Schutz von Melatonin erklärt werden. Es stellte sich heraus, dass Melatonin das Überleben von Nervenzellen im geschädigten Gewebe durch eine Verstärkung der Autophagie schützt.[25] Mithilfe der Autophagie nimmt Melatonin positiven Einfluss auf eine Vielzahl von Erkrankungen.[26, 27, 28]

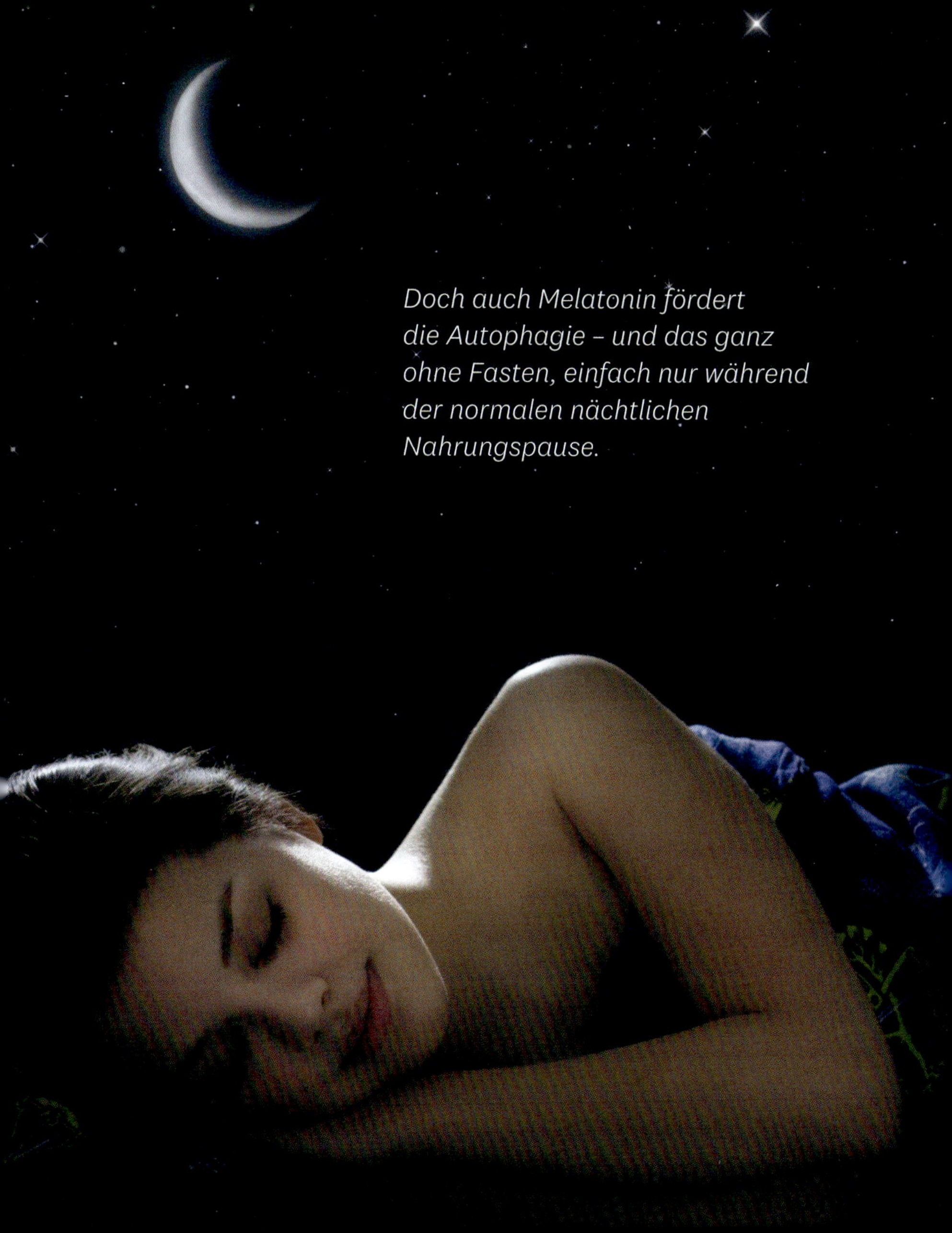

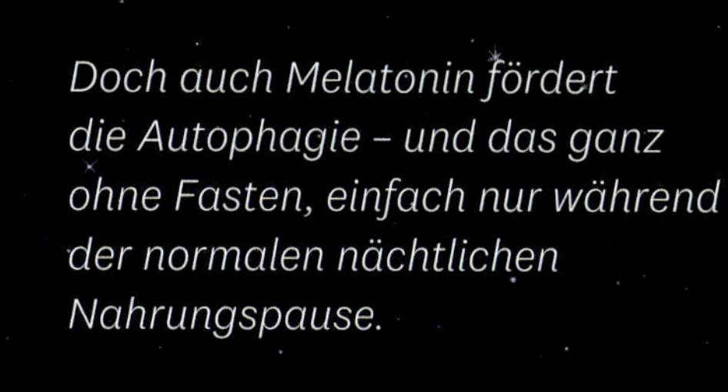

Doch auch Melatonin fördert die Autophagie – und das ganz ohne Fasten, einfach nur während der normalen nächtlichen Nahrungspause.

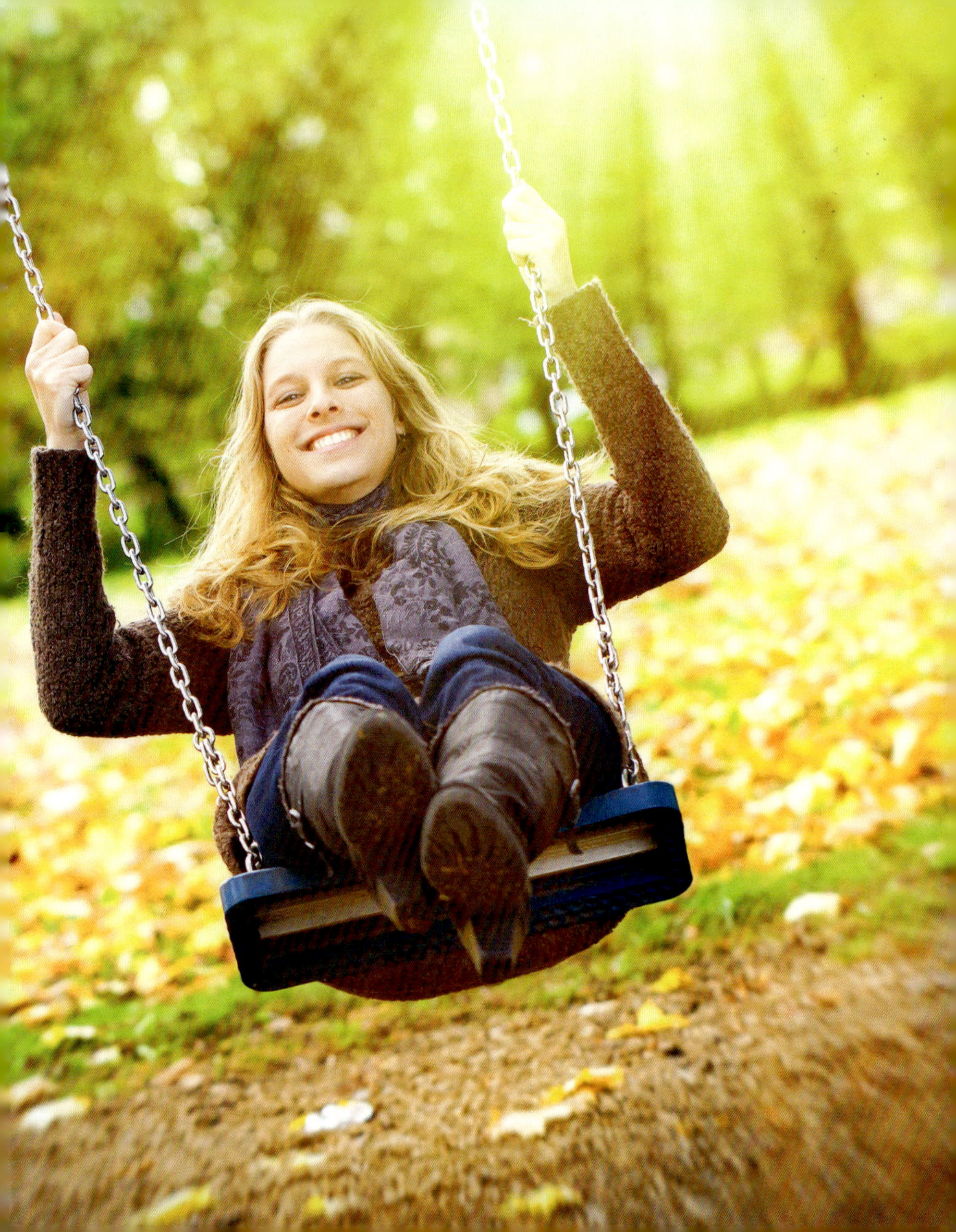

Melatonin im Immunsystem, bei Entzündungen und Autoimmunerkrankungen

Immunis *bedeutet »frei von Krankheit«.*

- Melatonin ist ein intelligentes Molekül, das weiß, wann und wo es gebraucht wird.
- Melatonin reguliert Immunfaktoren, die Entzündungen auslösen.
- Melatonin reguliert Immunfaktoren, die Entzündungen bekämpfen.

Der Name ist Programm: Das »Immunsystem« ist das System, das uns unberührt, frei und rein von Krankheit hält (lat. *immunis*). Es sind komplexe, ineinandergreifende Vorgänge, die Eindringlinge bekämpfen, Wunden heilen und uns vor Krankheiten wie Krebs und Autoimmunerkrankungen wie Diabetes[29] bewahren können – und Melatonin spielt eine wichtige Rolle dabei. Voraussetzung ist eine gesunde Immunabwehr mit wirksamen, jedoch nicht überschießenden Reaktionen. Vereinfacht ausgedrückt hat das Immunsystem zwei Wege, um gegen Infektionen vorzugehen:

- Immunfaktoren, die Entzündungen auslösen und
- Immunfaktoren, die Entzündungen bekämpfen.

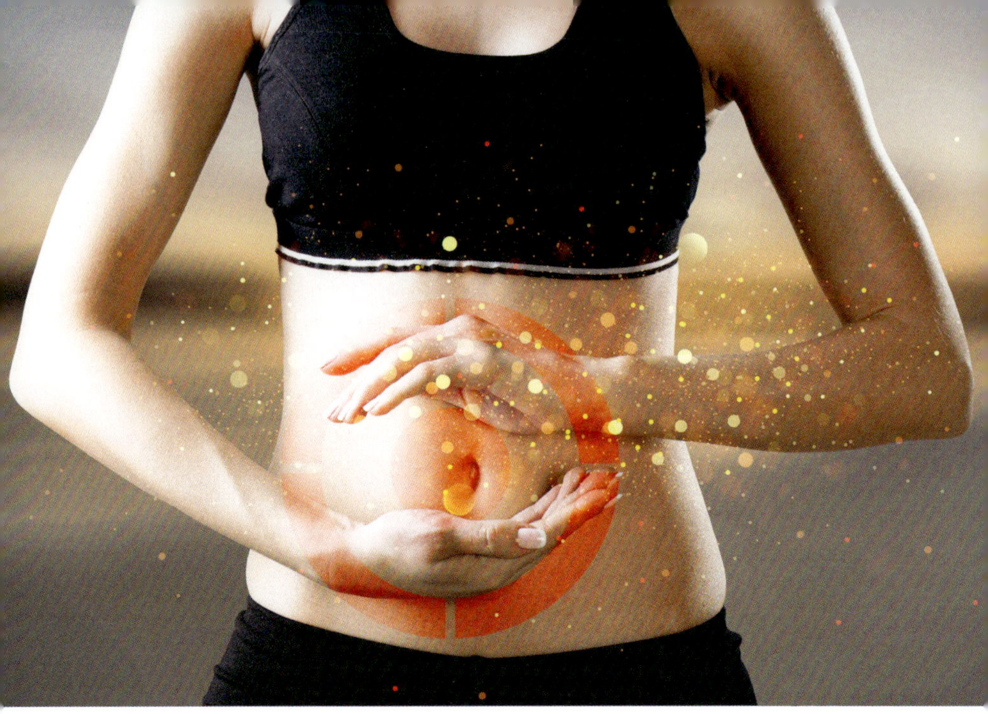

Melatonin ist in der Lage, sowohl Immunfaktoren zu regulieren, die Entzündungen auslösen, als auch solche, die Entzündungen bekämpfen.[30] Je nach Zustand des Patienten kann das Hormon sowohl Reaktionen der TH1- als auch der TH2-Immunzellen hervorrufen und so entzündungshemmende Wirkungen (TH2) und entzündungsfördernde Immunzellen (TH1) aktivieren.[31] Auf diese Weise unterstützt es das Immunsystem dabei, die optimale Reaktion zu entwickeln. Bei sehr heftigen Immunreaktionen wie im Fall eines Zytokinsturms kann das Leben retten.[32] Entzündungen sind eine oft latente, aber große Gefahr. Damit sind nicht die offensichtlichen Entzündungen gemeint, die beispielsweise auf der Haut nach einer Verletzung entstehen, sondern versteckte Entzündungen, sogenannte *Silent Inflammations*, stille Entzündungen, die oft lange nicht bemerkt werden. Außerdem schützt Melatonin die Immunzellen vor freien Radikalen, die das Immunsystem schwächen.

2020 wurde in *Current Aging Science* eine wichtige Studie veröffentlicht. Sie zeigte, dass Melatonin die Immunfunktion bei einer Reihe von Erkrankungen teilweise oder vollständig wiederherstellen kann. Dazu zählen Autoimmunerkrankungen und viele weitere Beschwerden wie Allergien, die durch eine fehlgeleitete Immunfunktion entstehen. Auch die mit den Jahren schwächer werdende Immunabwehr selbst wird durch Melatoningaben wieder gestärkt.[33, 34]

Denn selbst unser Immunsystem altert. Dieser Prozess wird als Immunoseneszenz bezeichnet und gilt als wichtiger Grund für eine größere Anfälligkeit für Krankheiten, Stoffwechselstörungen und Fehlreaktionen des Immunsystems. Untersuchungen zeigen, dass Melatonin die Alterung des Immunsystems verlangsamen kann und zu seiner Regeneration beiträgt.[35]

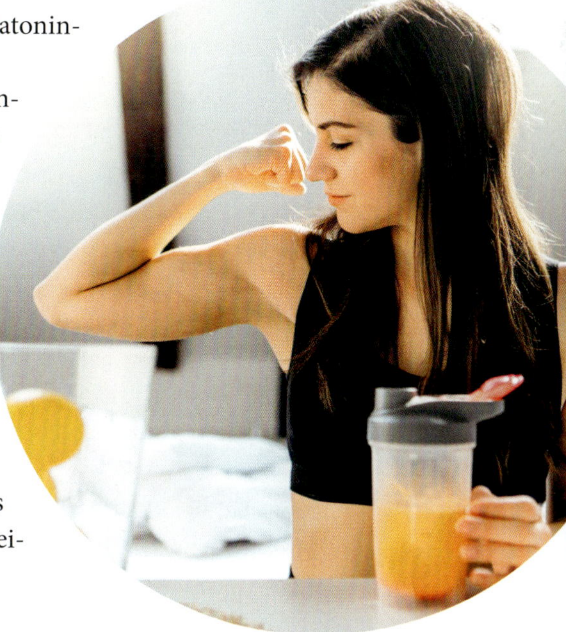

Melatonin bei neurodegenerativen Erkrankungen

Multiple Sklerose, Diabetes Typ 2, Alzheimer, Parkinson, Chorea Huntington – neurodegenerative Erkrankungen haben gemeinsam, dass sie das zentrale Nervensystem schädigen. Sie verursachen das Absterben von Nervenzellen (Neuronen), wodurch das Nervengewebe degeneriert. Die Behandlung ist schwierig und oft mit wenig Erfolg verbunden. Neuere Erkenntnisse deuten darauf hin, dass Melatonin Multiple Sklerose (MS) verbessert[36, 37] und sich die Anzahl der Schübe bei einem höheren Melatoninspiegel, wie er normalerweise im Winter gemessen wird, verringert. Vermutet wird, dass fehlgeleitete T-Zellen des Immunsystems körpereigenes Gewebe angreifen. Bei MS ist die Myelinschicht betroffen, die sich schützend um die Nervenzellen legt, sodass die Nerven an den entsprechenden Stellen »blank« liegen. Wenn der Melatoninspiegel steigt, werden mehr regulatorische T-Zellen gebildet, die angreifende T-Zellen in Schach halten.

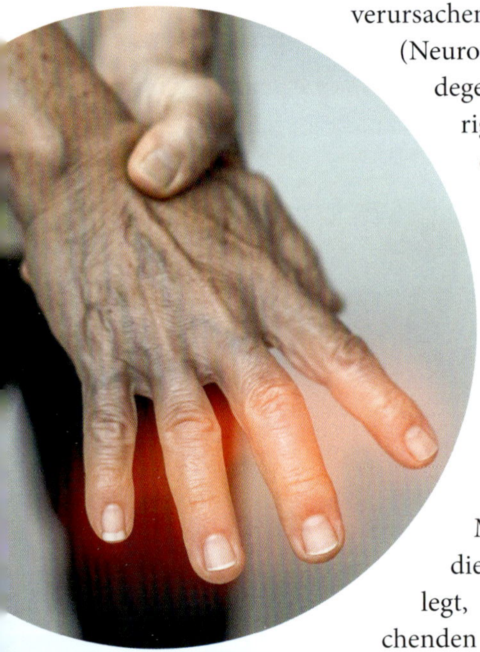

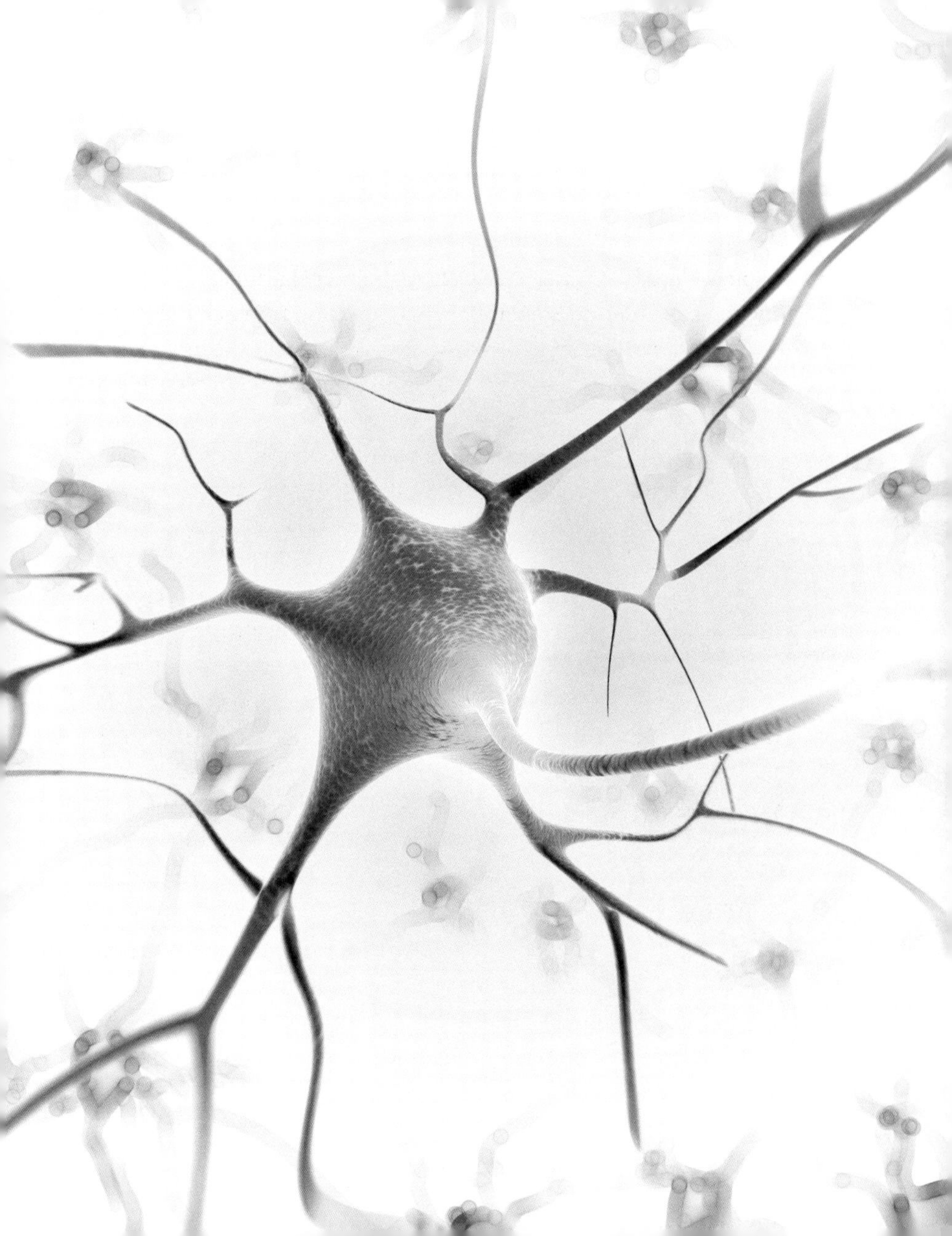

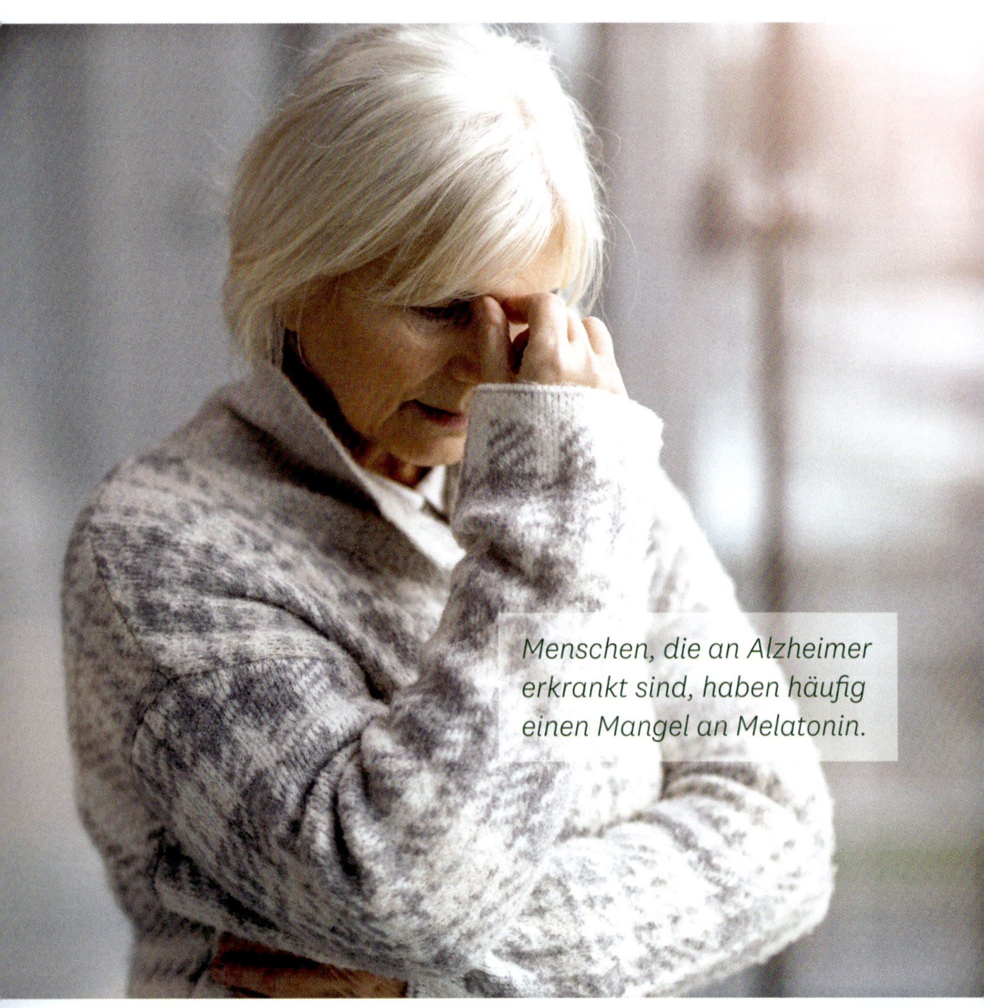

Menschen, die an Alzheimer erkrankt sind, haben häufig einen Mangel an Melatonin.

Außerdem aktiviert Melatonin ein Signalmolekül (S1P), das die Produktion dieser T-Zellen blockiert.[38] Menschen, die an Alzheimer erkrankt sind, haben häufig einen Mangel an Melatonin. Eine Übersichtsstudie von 2021 kam zu dem Ergebnis, dass der Melatoninspiegel nicht nur im Alter sinkt, sondern auch bei Alzheimerpatienten niedriger ist als bei einer Kontrollgruppe im vergleichbaren Alter.[39]

Wie auch an anderen Stellen in diesem Buch beschrieben, kann Melatonin Abweichungen des Immunsystems sowohl bei Über- als auch bei Unterfunktion wirkungsvoll ausgleichen. Melatoninforscher betrachten das Hormon daher als aussichtsreiches Therapeutikum bei neurogenerativen Erkrankungen und in jedem Fall zur Vorbeugung.

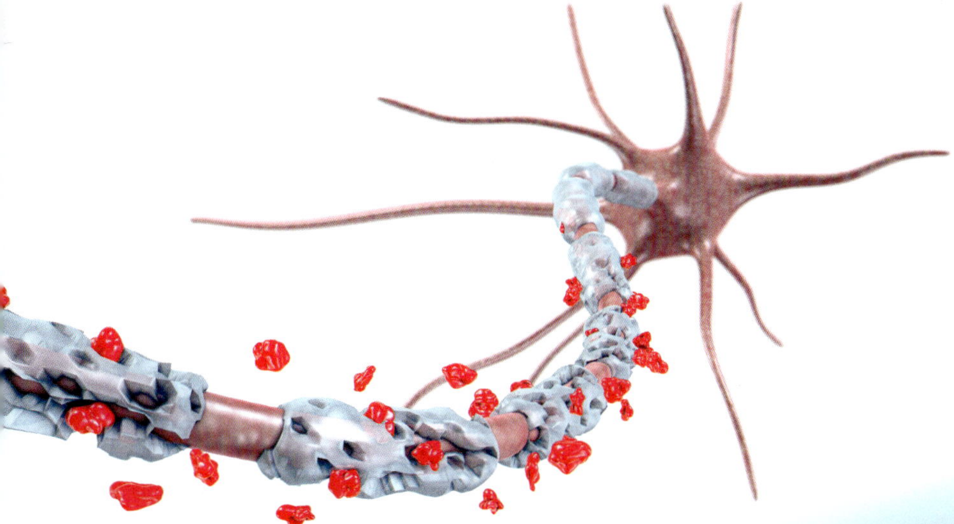

Diabetes Typ 2 vorbeugen und behandeln

- Melatonin schützt alle Zellen, auch die der Bauchspeicheldrüse, vor Oxidation.
- Melatonin ist nebenwirkungsfrei und auch in hohen Dosen nicht toxisch.
- Melatonin reguliert den Blutzucker.
- Melatonin stärkt die Insulinausschüttung in der Bauchspeicheldrüse.
- Melatonin schützt die Augen vor diabetischer Retinopathie.
- Melatonin schützt das Gehirn vor Diabetesfolgen.
- Melatonin schützt das Herz von Diabetikern vor Oxidation der Zellmembranfette (Lipidperoxidation).
- Melatonin senkt LDL-Cholesterin und erhöht HDL-Cholesterin.

Wer eines der gängigen pharmazeutischen Diabetes-Typ-2-Mittel einnimmt, lebt nicht ganz ungefährlich. Zu den Nebenwirkungen zählen unter anderem Magen-Darm-Beschwerden, aber auch Nieren- und Leberschäden. Die jahrzehntealte Melatoninforschung hat dagegen gezeigt, dass Melatonin ein nebenwirkungsfreies Mittel ist, das auch in hohen Dosen nicht schadet. »Mit Aspirin und ande-

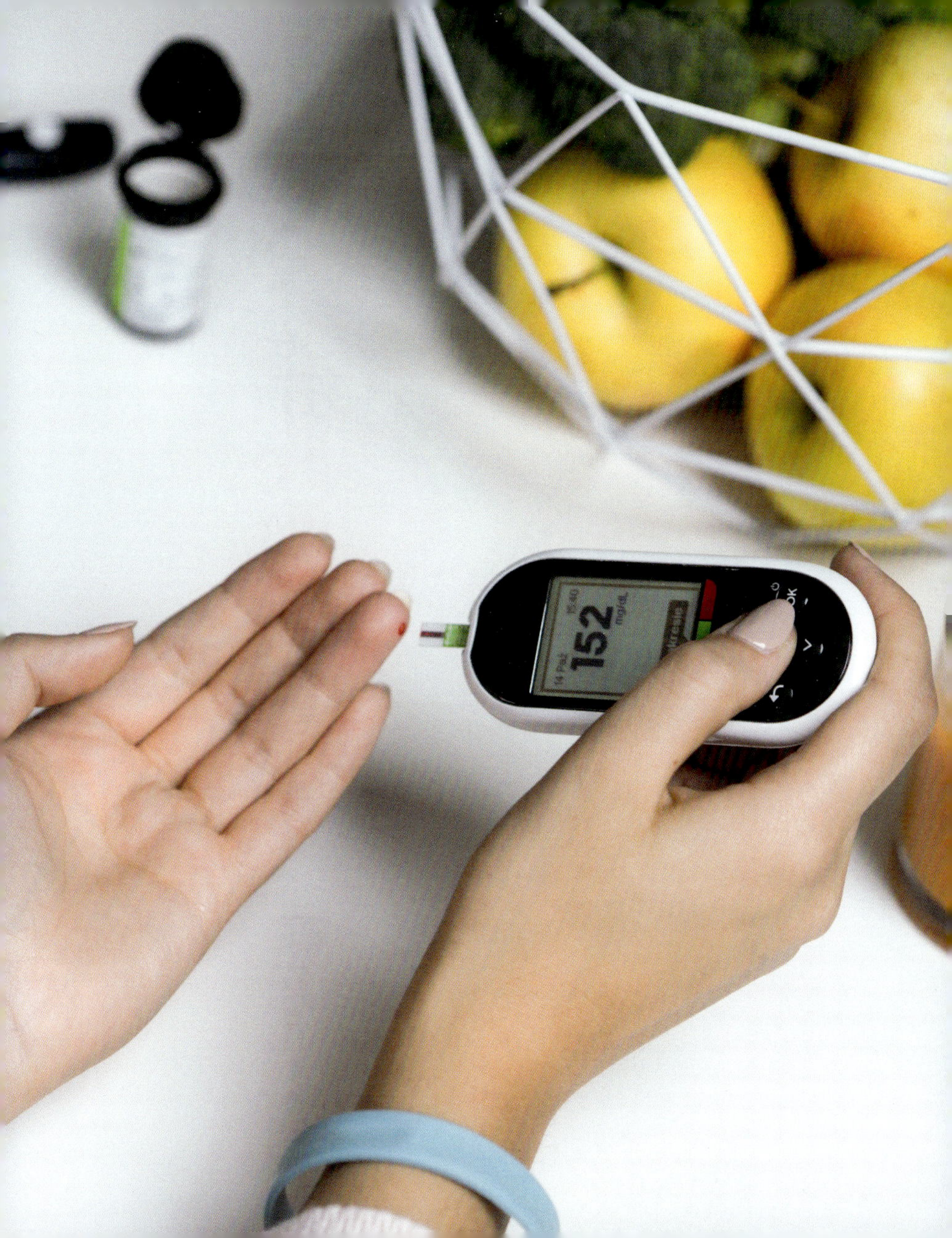
152
mg/dL
OK

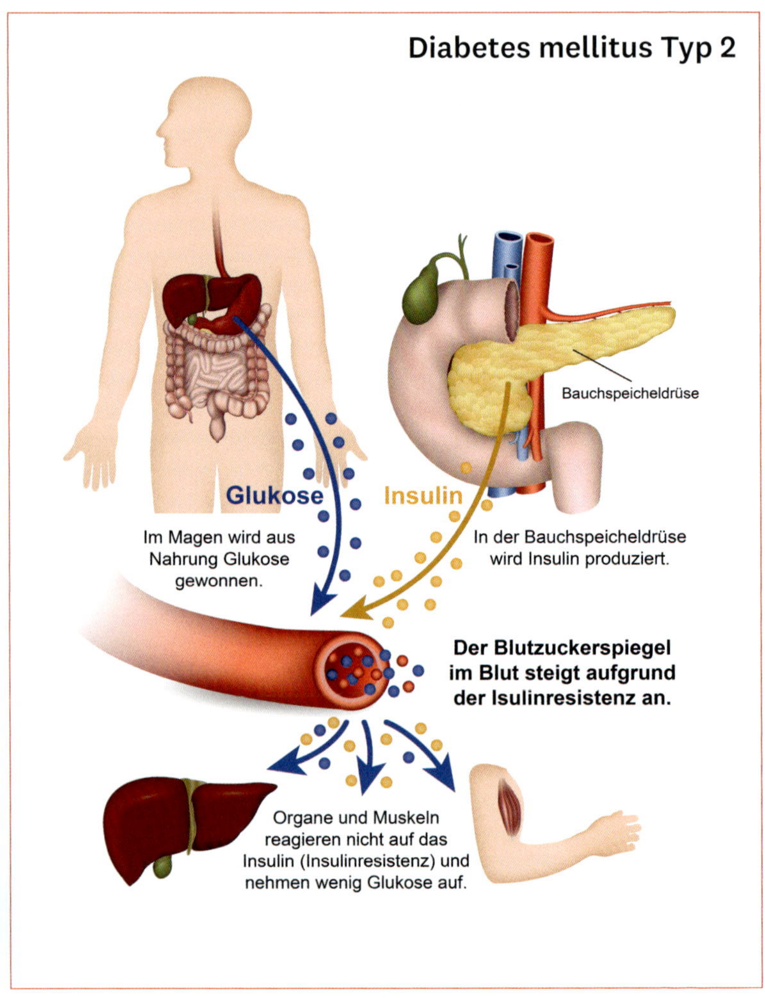
Diabetes mellitus Typ 2
Bauchspeicheldrüse
Glukose
Insulin
Im Magen wird aus Nahrung Glukose gewonnen.
In der Bauchspeicheldrüse wird Insulin produziert.
Der Blutzuckerspiegel im Blut steigt aufgrund der Isulinresistenz an.
Organe und Muskeln reagieren nicht auf das Insulin (Insulinresistenz) und nehmen wenig Glukose auf.

ren Medikamenten können Sie jemanden umbringen, mit Melatonin nicht«, so der weltweit führende Melatoninforscher Prof. Dr. Russell J. Reiter.

2020 wurde eine Metaanalyse von Studien mit klarem Ergebnis veröffentlicht: Melatonin eignet sich zur Behandlung von Diabetes, weil es verschiedene wichtige Zellfunktionen reguliert.[40] Tier- und Humanstudien haben gezeigt, dass sich Melatonin günstig auf den Blutzucker auswirkt. Den Gegenbeweis lieferten Tiere, denen die Zirbeldrüse entfernt wurde. Ihre Blutzuckerwerte stiegen, nachdem sie Kohlenhydrate bekommen hatten, und sie entwickelten eine Insulinresistenz, bei der die Zellen nicht mehr ausreichend auf Insulin ansprechen. Sobald die Tiere Melatonin bekamen, verbesserte sich ihr Zustand.[41, 42]

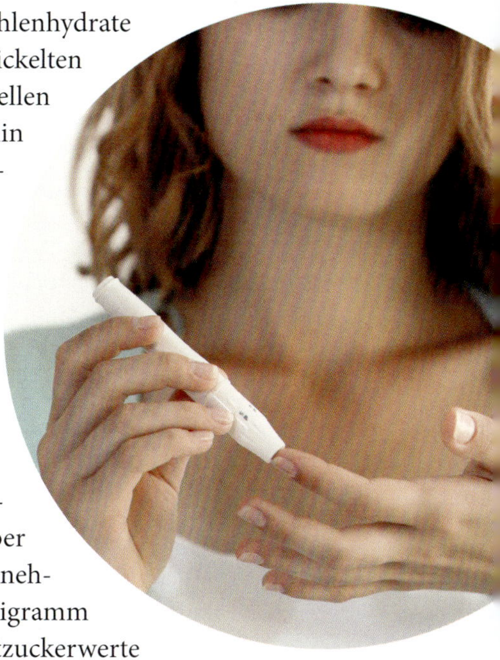

Wie bei den meisten anderen Symptomen und Erkrankungen wird auch bei Typ-2-Diabetes nachts weniger Melatonin gebildet als bei Gesunden. Zusätzliches Melatonin kann helfen, das ergab (neben anderen Untersuchungen) auch eine im November 2019 veröffentlichte Studie: Die Teilnehmer bekamen 3 Monate lang 6 Milligramm Melatonin, wodurch sich ihre Blutzuckerwerte

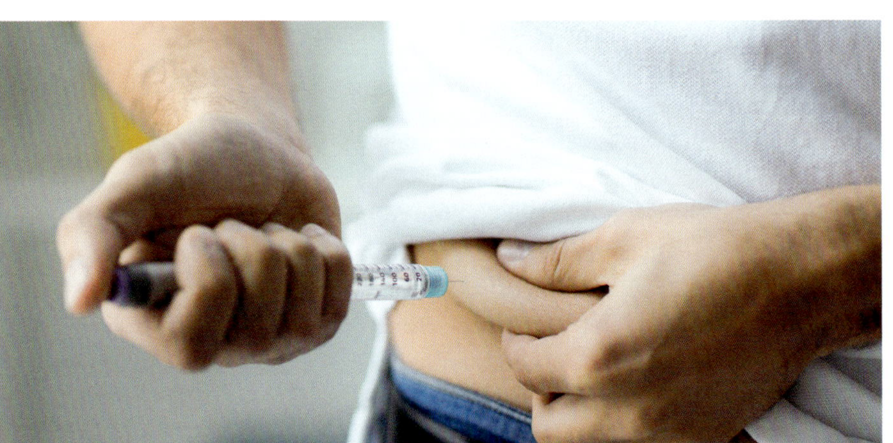

deutlich verbesserten.[43] Oxidativer Stress ist eine weitere Ursache für Komplikationen, unter denen Diabetiker leiden. Melatonin ist ein starker Radikalfänger, der die Zellen bereits in frühen Lebensformen schützte, Zellzerstörungen vorbeugte und weitere auf ein Minimum beschränkte. Die Bauchspeicheldrüse und ihre insulinproduzierenden Zellen sind ebenfalls auf diesen Schutz angewiesen.[44, 45] Auch in dieser Studie kamen die Wissenschaftler zu dem Ergebnis: Melatonin ist ein vielversprechendes Mittel zur Behandlung von Diabetes.[46]

Schäden am Herzen sind eine weitere mögliche Folge von Diabetes. Sie entstehen unter anderem durch die Oxidation der Zellmembranfette (Lipidperoxidation). Die Fette in den Zellen werden – ganz einfach gesprochen – ranzig und die Zellen können nicht mehr richtig arbeiten. Eine Untersuchung an diabetischen

Ratten erbrachte den Beweis, dass Melatonin die Zellen vor Oxidation und speziell vor Lipidperoxidation schützt.[47] Auch die Marker, die den Tod von Herzzellen anzeigen, sanken auf ein normales Niveau und die Mitochondrien der Versuchstiere blieben gesund.[48]

Melatonin spielt eine Schlüsselrolle im Glukosestoffwechsel, bei dem Kohlenhydrate in Energie umgewandelt werden. Ein Mangel beeinflusst den Zuckerhaushalt entsprechend negativ. Es ist außerdem erwiesen, dass ein gestörter Tag-Nacht-Rhythmus, Schlafprobleme, Schichtarbeit und häufiger Jetlag die Wahrscheinlichkeit erhöhen, eine Insulinresistenz zu entwickeln und an Diabetes Typ 2 zu erkranken. Für Diabetiker ist wichtig: Der Melatoninspiegel ist den ganzen Tag über niedrig und Insulin wird zu den drei Hauptmahlzeiten freigesetzt, also morgens, mittags und abends. Es ist also nicht egal, wann wir essen.[49]

Eine Sorge langjähriger und starker Diabetiker ist die diabetische Retinopathie, bei der die Netzhaut durch den hohen Blutzucker geschädigt wird. Sie ist weltweit eine häufige Ursache für schlechteres Sehen und führt in schweren Fällen zum Erblinden. Melatonin kann helfen, wie ein Versuch mit prädiabetischen Ratten zeigte. Das Hormon erhöhte das erwünschte HDL-Cholesterin, während der Fruktosaminwert und der Nüchternblutzucker sanken.[50] Außerdem gingen die Gefäßveränderungen in der Retina zurück,[51] ebenso wie durch Diabetes ausgelöste Folgen im Gehirn, die die kognitive Leistung beeinträchtigen.[52] Bei Depressionen[53], Nervenerkrankungen (Neuropathie)[54], Nierenerkrankungen[55,56] und schlechter Wundheilung[57] – mögliche Folgen von Diabetes – wurden ebenfalls Verbesserungen beobachtet.

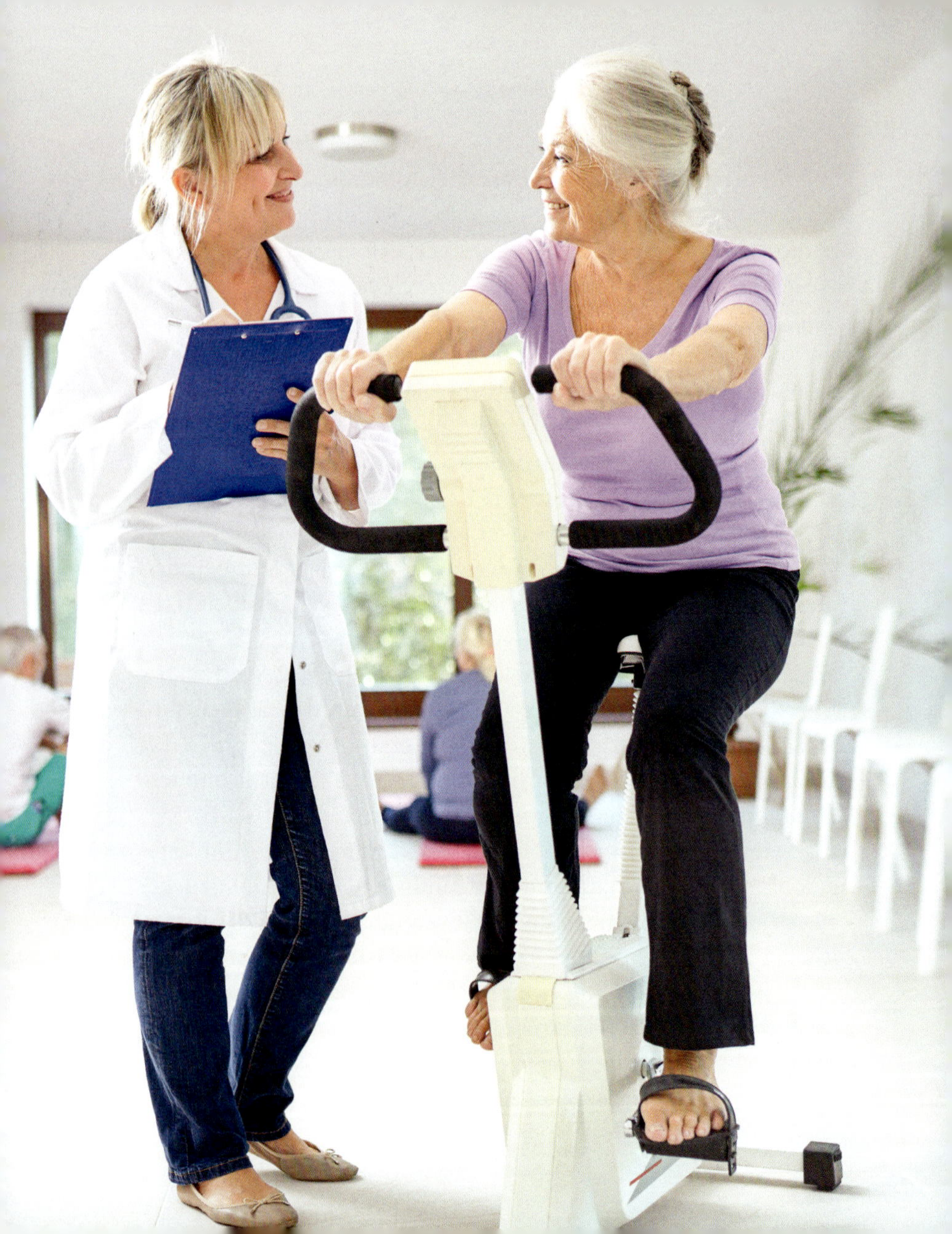

Herz-Kreislauf-System: Cholesterinwerte, Blutdruck, Arterien und Herzrhythmus

- Melatonin reguliert den zirkadianen Rhythmus der Herz-Kreislauf-Tätigkeit.
- Melatonin normalisiert den Blutdruck.
- Melatonin verbessert das Verhältnis des HDL- und LDL-Cholesterins.
- Melatonin schützt vor Arteriosklerose (Arterienverkalkung).
- Melatonin senkt das Sterblichkeitsrisiko von Patienten mit metabolischem Syndrom.

Blutdruck und Herzrhythmus

Herz-Kreislauf-Erkrankungen stehen weit oben auf der Liste der Todesursachen und die Zahl steigt. Die Gefahr geht von verengten Arterien aus, die durch Cholesterinablagerungen an den Wänden immer weniger durchlässig werden. Eine Arterienverkalkung erhöht den Blutdruck oft drastisch, trotzdem werden Herz und Gehirn zunehmend schlechter mit Blut versorgt. Die Grundlage für einen Herzinfarkt oder Schlaganfall ist gelegt. Das Herz-Kreislauf-System wird außerdem wie alles im Körper von der biologischen Uhr und

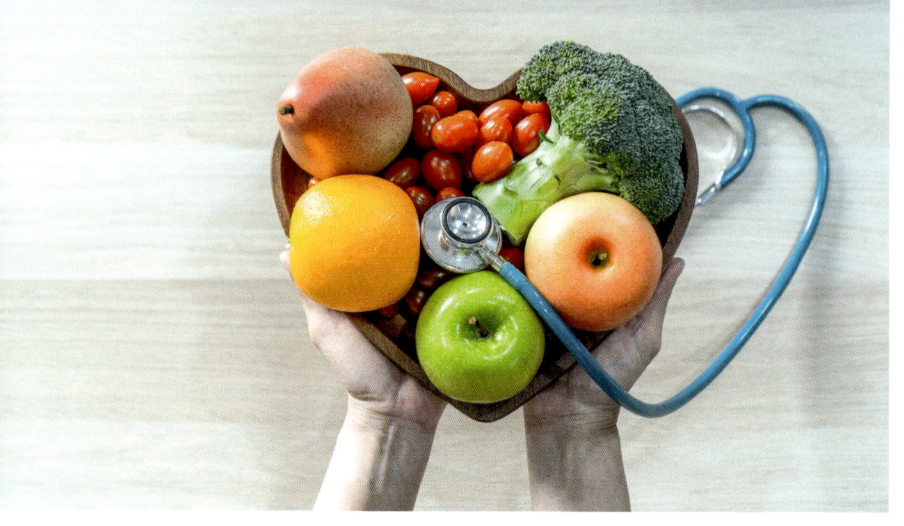

ihren Tag-Nacht-Veränderungen gesteuert. 2004 untersuchten Wissenschaftler, ob die Einnahme von Melatonin über 3 Wochen den Blutdruck senken könnte. Tatsächlich verbesserte sich nicht nur die Schlafqualität, sondern auch der Blutdruck.[58] Weitere Studien bestätigten dieses wichtige Ergebnis: Der durch Melatonin ausgelöste zirkadiane Rhythmus lenkt die Herz-Kreislauf-Tätigkeit, den Herzrhythmus, und reguliert den Blutdruck, wenn genügend Melatonin zur Verfügung steht. Das gilt auch, wenn hoher Blutdruck durch Stress ausgelöst wird.[59]

Cholesterin und Arteriosklerose

Arteriosklerose wird am Wert der Blutfette, vor allem des Cholesterins, gemessen. Auch hier hilft Melatonin. Die zitierte Studie wurde in vitro mit Eizellen durchgeführt, bietet jedoch wertvolle Hinweise für die Anwendung beim Menschen. Als die Eizellen Melatonin erhielten, verbesserte sich der Wert des als Risikofaktor eingestuften LDL-Cholesterins, während die Menge an günstigen Fettsäuren zunahm. Die Mitochondrien produzierten mehr Energie, und wichtige Marker im Fettstoffwechsel der Eizellen wie die Spaltung von Fetten durch Enzyme veränderten sich zum Positiven. Die Forscher kamen zu dem Ergebnis, dass Melatonin den Fettstoffwechsel fördert und damit die Reifung der Eizelle und die Reifung des Ungeborenen unterstützt.[60] Auch wenn diese Studie wie viele andere keine Humanstudie ist, sind die Ergebnisse nicht zu unterschätzen. Sie bieten eine aussichtsreiche Perspektive für den Menschen.

Schlaganfall und Herzinfarkt

Hoher Blutdruck ist der größte Risikofaktor für Schlaganfall und Herzinfarkt. Melatonin hat mehrere Eigenschaften, die den Blutdruck stabilisieren, eine davon ist sein Einfluss auf die Absenkung während der Nacht. Tagsüber ist der Blutdruck am höchsten, und er schwankt innerhalb eines bestimmten Bereichs, der von Mensch zu Mensch etwas unterschiedlich ist.

Wenn es dunkel wird und die Schlafenszeit näher rückt, wird Melatonin ausgeschüttet, das den Schlaf einleitet und den Blutdruck senkt, sodass sich Körper, Geist und Psyche entspannen können. Jetzt geht es nicht um Aktivität und Leistung, sondern um Prozesse im Stoffwechsel und im Immunsystem, die regenerieren, heilen und uns wieder neue Energie schenken.

Hoher Blutdruck und oxidativer Stress

Oxidativer Stress spielt ebenfalls eine wichtige Rolle bei hohem Blutdruck und seinen Folgen. Die Zerstörung der Zellen durch freie Radikale wirkt sich überall im Körper aus und das Herz-Kreislauf-System ist besonders stark betroffen. Bei oxidativem Stress werden so viele Sauerstoffradikale gebildet, dass das körpereigene Neutralisierungssystem überlastet ist und die Zellen nicht mehr schützen kann. Deshalb wird oft zusätzliches Melatonin gebraucht, das die Zellen bis in den Zellkern hinein schützt, in dem normalerweise große Mengen davon gebildet werden, wenn genügend Melatonin aus der Zirbeldrüse als Taktgeber vorhanden ist.

Entzündungen bei Schlaganfall und Herzinfarkt

Eine weitere Eigenschaft von Melatonin ist seine Wirkung auf Entzündungen. Wenn bereits ein Schlaganfall oder Herzinfarkt eingetreten ist, blockiert Melatonin die damit verbundenen Entzündungen. Sowohl der Schutz der Zellen als auch die Hemmung von Entzündungen helfen, die Auswirkungen eines Herzinfarkts[61] oder Schlaganfalls[62] zu begrenzen. Den Beweis dafür erbrachten Forscher bereits 1996. Sie entfernten die Zirbeldrüse bei Ratten, sodass

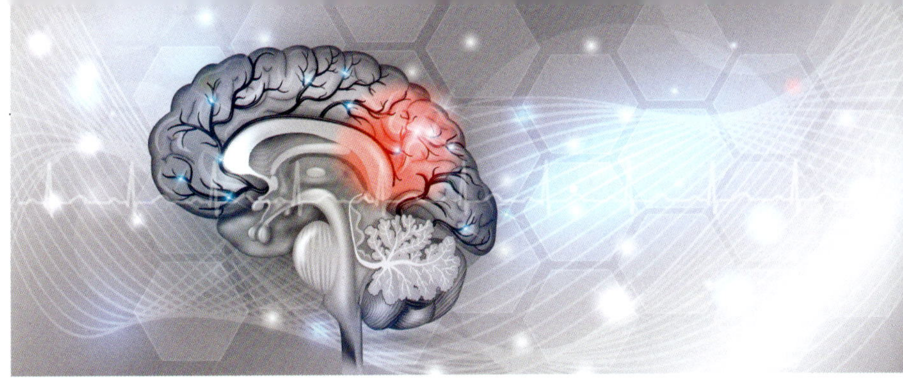

sie einen Melatoninmangel entwickelten. Nach einem Schlaganfall wurden in ihren Gehirnen sehr viel größere Schäden gefunden als bei der Kontrollgruppe.[63]

Die nächste großartige Fähigkeit von Melatonin besteht darin, dass es die Fähigkeit der Nervenzellen zur Neuvernetzung steigert. Durch diese Neuroplastizität kann sich das Gehirn nach einem Schlaganfall schneller und besser erholen.[64]

Metabolisches Syndrom

Patienten mit metabolischem Syndrom leiden an einer Kombination aus einem gestörten Kohlenhydratstoffwechsel (Diabetes), Bluthochdruck, einem Missverhältnis zwischen HDL- und LDL-Cholesterin sowie Adipositas (Fettleibigkeit). Die Erkrankung wird wegen ihres hohen Sterblichkeitsrisikos auch als »tödliches Quartett« bezeichnet. Forscher wollten wissen, welche Wirkung Melatonin auf diese gefährliche Erkrankung hat. Die Studienteilnehmer erhielten 2 Monate lang 5 Milligramm Melatonin vor dem Schlafen, dann war der Blutdruck gesunken, die Blutfette hatten sich verbessert und ebenso der oxidative Stress, also die Zerstörung von Zellen.[65]

Melatonin und Betablocker

- Melatonin verbessert den Schlaf bei Bluthochdruck.
- Melatonin ist ein nebenwirkungsfreies Mittel.

Betablocker sind Medikamente, die gegen hohen Blutdruck eingesetzt werden. Eine der wirklich bedenklichen Nebenwirkungen ist die, dass Betablocker die natürliche Ausschüttung von Melatonin verringern.[66] Diese Wirkung ist bereits seit 1990 bekannt, wurde aber nicht in die Medikation einbezogen. Eine Folge ist, dass Patienten mit Bluthochdruck schlecht schlafen. Gab man ihnen Melatonin, verbesserte sich der Schlaf.[67] Wenn Sie dieses Buch bis hierher gelesen haben, wissen Sie, dass Schlafprobleme nicht auf die leichte Schulter zu nehmen sind. Außerdem wirkt sich ein Melatoninmangel nicht nur auf den Schlaf aus, sondern auf all die vielen lebensnotwendigen Rhythmen, die die Gesundheit unseres Körpers, unserer Psyche und des Gehirns steuern. Es ist daher sinnvoll, die Einnahme von Betablockern mit Melatoningaben zu kombinieren.

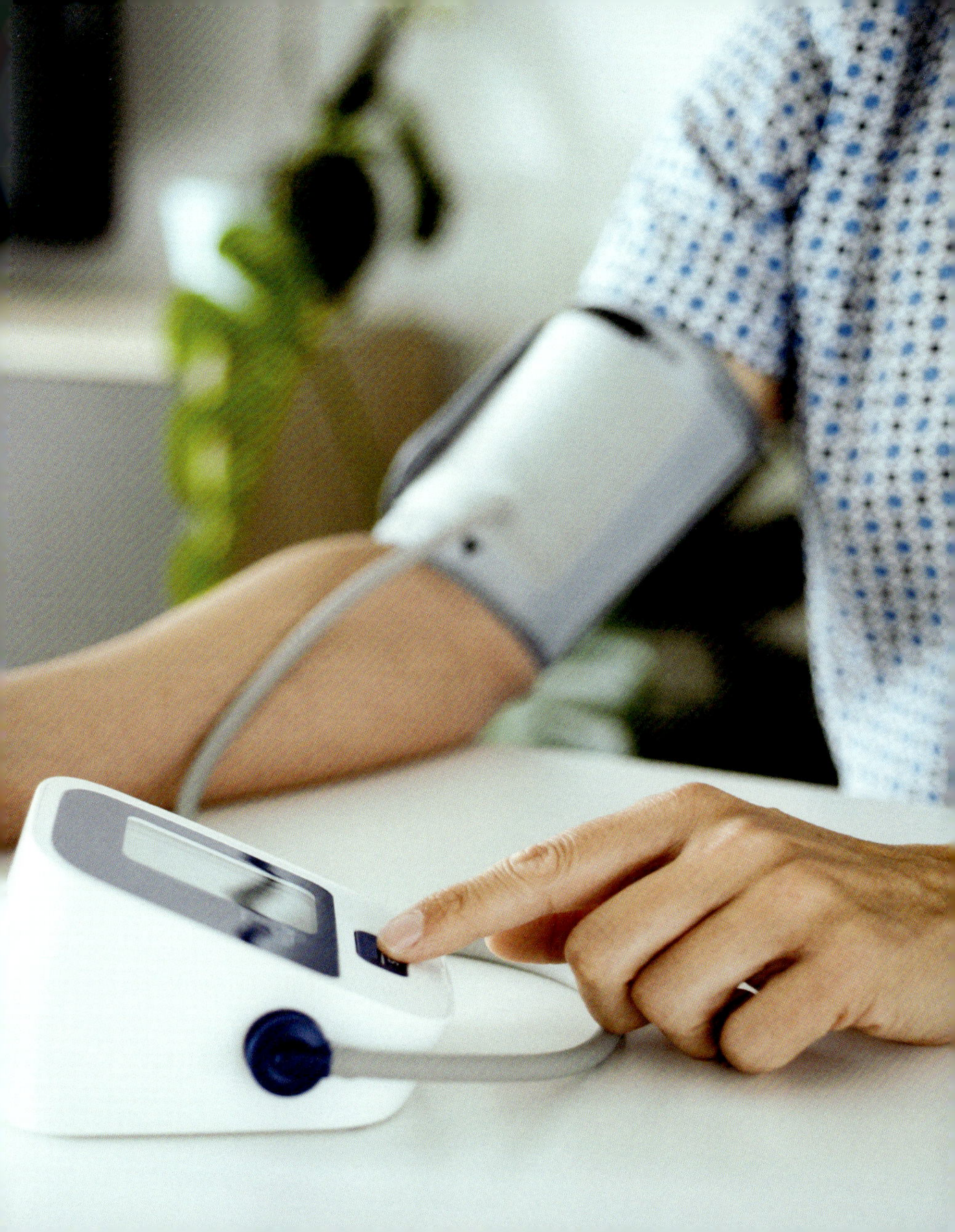

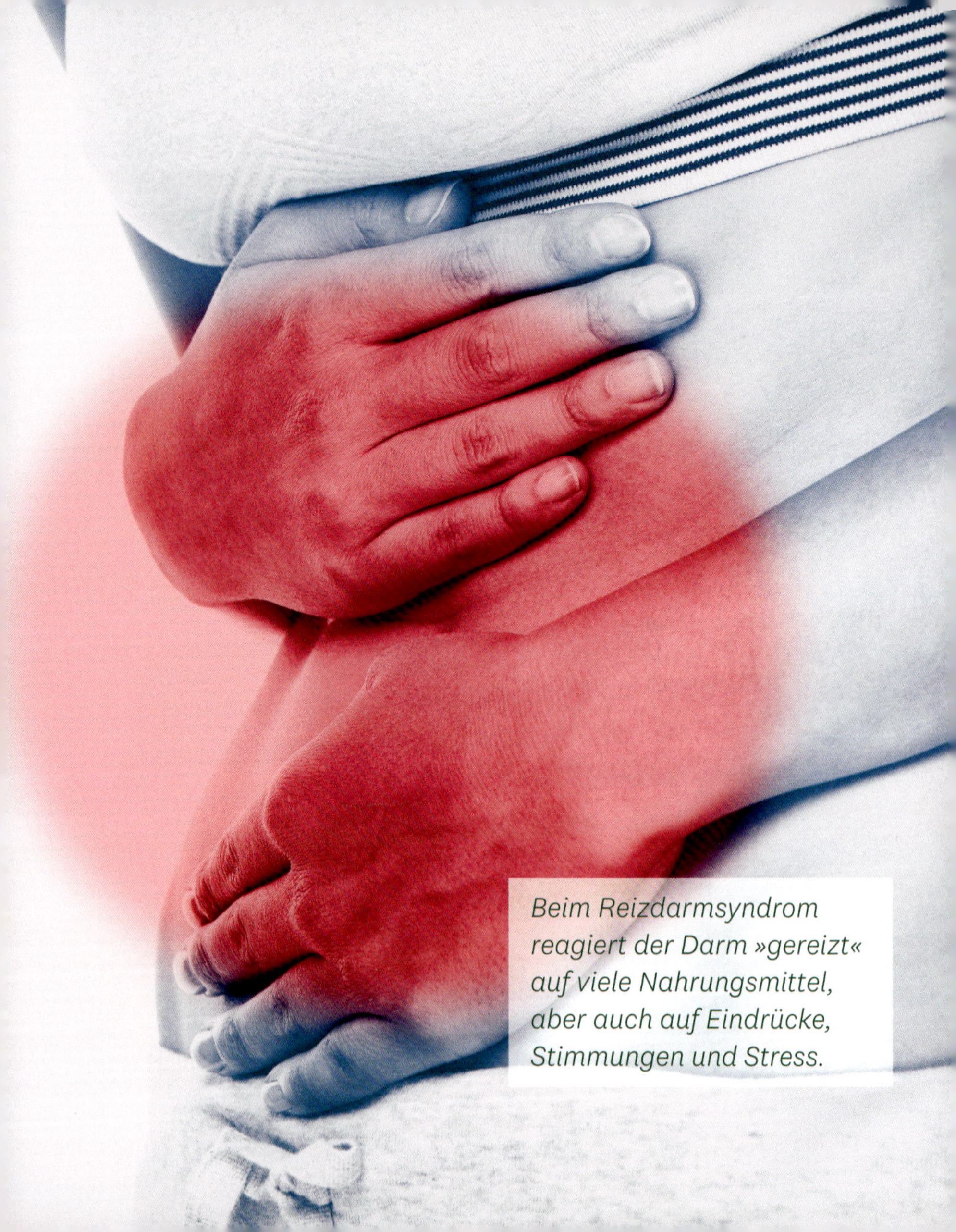

Beim Reizdarmsyndrom reagiert der Darm »gereizt« auf viele Nahrungsmittel, aber auch auf Eindrücke, Stimmungen und Stress.

Melatonin im Magen-Darm-Trakt, bei Sodbrennen, Gastritis und Reizdarm

Melatonin erfüllt wichtige Aufgaben im Magen-Darm-Trakt. Es wird für eine gute Verdauung benötigt, verstärkt die Durchblutung der Darmschleimhaut und schützt die Zellen im Magen-Darm-Trakt vor freien Radikalen. Melatonin reguliert die Magensäureproduktion und kurbelt die verdauungsfördernden Darmbewegungen an. Forschungsergebnisse zeigen, dass bei Störungen wie Sodbrennen, Reflux, Reizdarm, Gastritis und Magengeschwüren zu wenig Melatonin vorhanden ist.[68,69]

Beim Reizdarmsyndrom reagiert der Darm »gereizt« auf viele Nahrungsmittel, aber auch auf Eindrücke, Stimmungen und Stress. Bauchkrämpfe, Blähungen, Durchfall, Verstopfung und Übelkeit belasten die Betroffenen. Die Ursachen sind nicht eindeutig geklärt, die Beschwerden oft diffus. Melatonin stabilisiert das Darmmikrobiom, schützt die Zellen des Darms und unterstützt die Heilung einer defekten Darmwand (Leaky gut). Eine mögliche Ursache ist auch eine Überreaktion des Darmimmunsystems, zum Beispiel wenn Mastzellen und endokrine Zellen die Zellen im Darm reizen und eine Überempfindlichkeit der Schleimhaut hervorrufen. Melatonin gleicht eine Überreaktion des Immunsystems aus.

Was Darm, Schlaf und Melatonin miteinander zu tun haben

- Der Tag-Nacht-Rhythmus beeinflusst die Darmtätigkeit und das Mikrobiom.
- Schlaf ist wichtig für das Darmimmunsystem.

Wer es schon probiert hat, weiß: Mit vollem Magen oder einem heftig arbeitenden Darm schlafen zu wollen, ist keine gute Idee. Neben Stress, Unruhe und gesundheitlichen Faktoren beeinflussen unsere abendlichen Essgewohnheiten den Schlaf. Da sich der größte Teil des Immunsystems im Darm befindet, hat Schlafmangel nicht nur Auswirkungen darauf, in welcher Verfassung man morgens aufsteht, er schwächt auch das Immunsystem und die Regenerationsprozesse, die während der Nacht ablaufen.

Bei den meisten Menschen fehlt es zusätzlich an Melatonin, oder der Melatoninmangel ist sogar die eigentliche Ursache für die Schlafstörungen. Chronobiologische Untersuchungen haben eindeutig ergeben, dass Darm und Schlaf zusammenhängen. 2019 untersuchten portugiesische Forscher, ob bestimmte Immunzellen (ILC3-Zellen) vom Tag-Nacht-Rhythmus beeinflusst werden. Sie fanden heraus, dass bei einem gestörten Rhythmus und bei Schlafproblemen tatsächlich weniger ILC3-Zellen im Darm vorhanden sind. Die Versuchstiere waren anfälliger für Entzündungen und für Fettleibigkeit (Adipositas).[70]

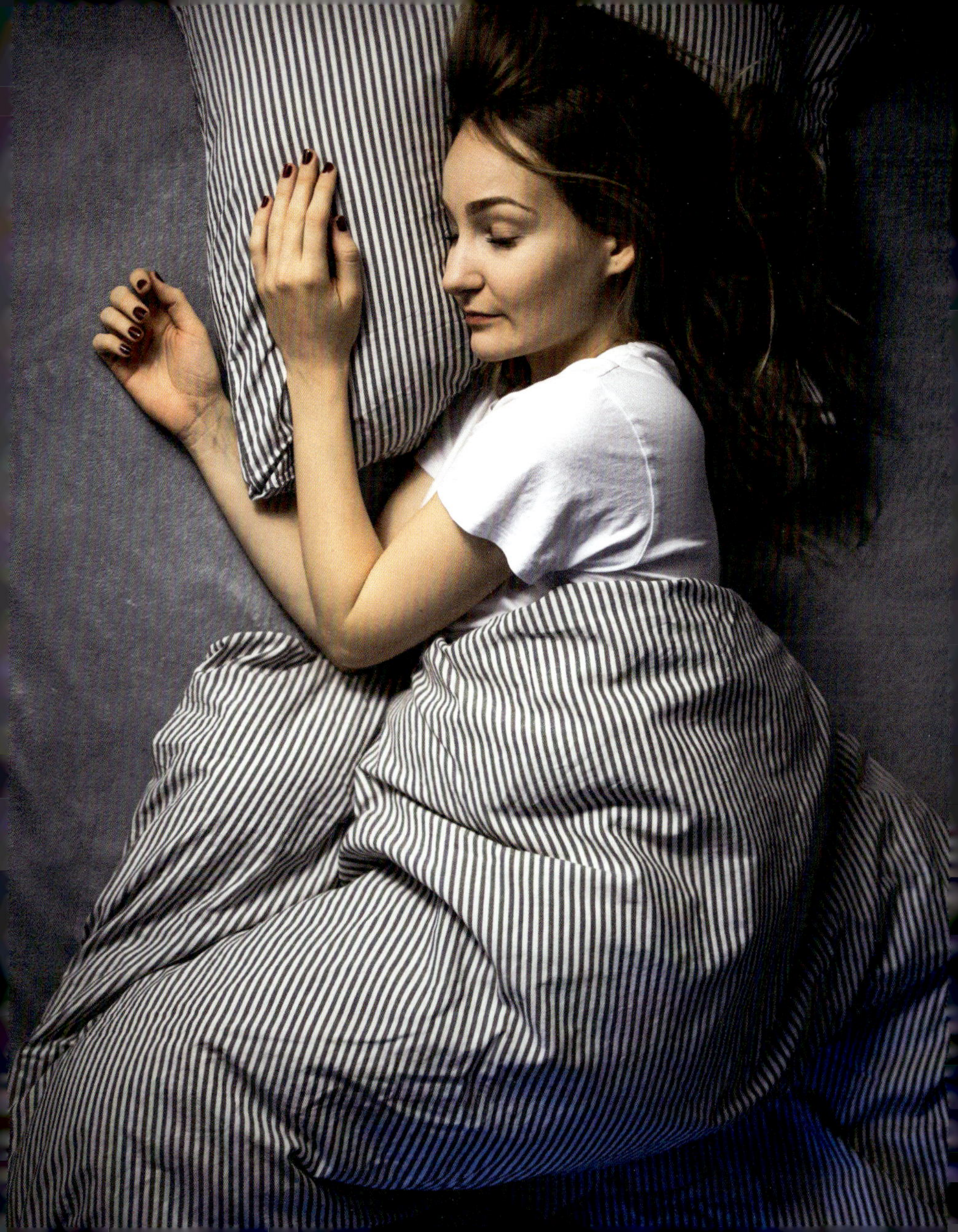

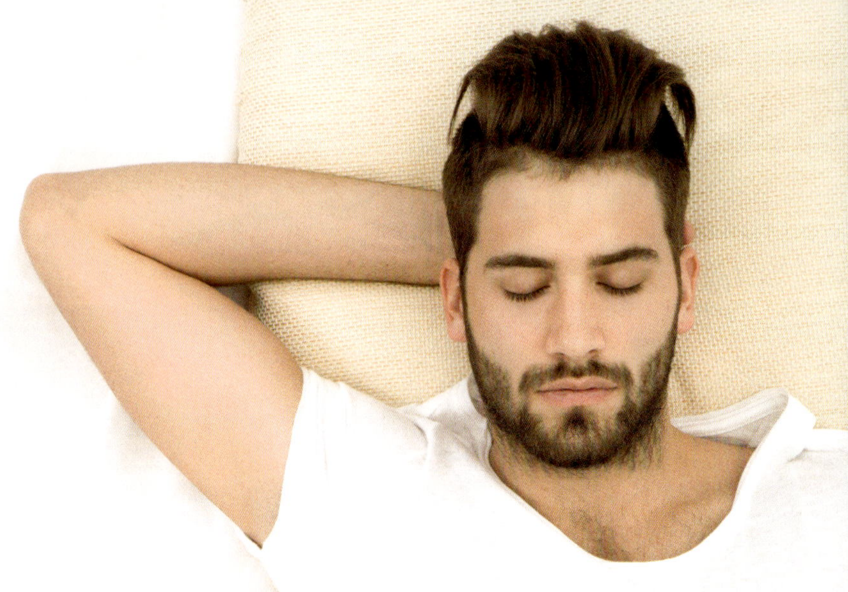

Jeder lebende Organismus passt seinen biologischen Rhythmus so an, dass er mit dem Tag-Nacht-Zyklus der Erdrotation synchronisiert ist.

Schlaf ist wichtig für ein gesundes Darmmikrobiom. Viele Menschen nehmen inzwischen Darmbakterien ein und können dadurch ihre Darmflora verbessern, doch ohne einen gesunden Tag-Nacht-Rhythmus müssen sie auf Dauer eingenommen werden, weil sie sich weniger gut im Darm ansiedeln.

2017: Nobelpreis für die Erforschung der inneren Uhr

Unsere innere Uhr, die eigentlich aus einer Vielzahl innerer Uhren besteht, ist inzwischen ein so zentrales Forschungsprojekt geworden, dass die Wissenschaftler Jeffrey C. Hall, Michael Rosbash und Michael W. Young 2017 mit dem Nobelpreis für Physiologie und Medizin für ihre Entdeckungen der molekularen Mechanismen, die den zirkadianen Rhythmus steuern, ausgezeichnet wurden. Ihre Forschungen lieferten die Erklärungen dafür, auf welche Weise jeder lebende Organismus seinen biologischen Rhythmus so anpasst, dass er mit dem Tag-Nacht-Zyklus der Erdrotation synchronisiert ist.

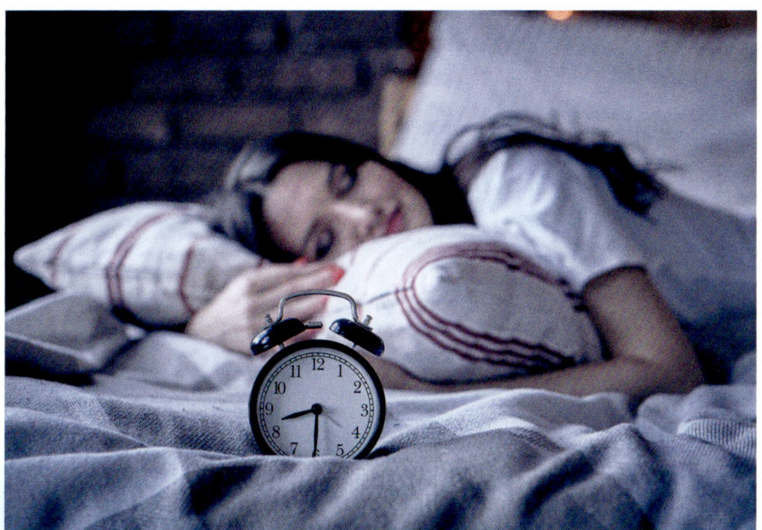

Melatonin und Stress

Der rasche Melatoninabbau bei erhöhtem Stress kann als Schutzmechanismus aller Lebensformen betrachtet werden, bei dem Melatonin an vorderster Front als Abwehrmolekül gegen oxidative Schäden eingesetzt wird. Der oxidative Status – das heißt, die Belastung des Körpers mit freien Radikalen – wirkt sich also auf die Bildung von Melatonin und seiner Metaboliten aus. Je höher der oxidative Zustand, so berichten Forscher, desto größere Mengen des Melatoninmetaboliten AFMK werden produziert. Das Verhältnis zwischen AFMK und einem anderen Melatoninmetaboliten, dem zyklischen 3-Hydroxymelatonin, könnte als Indikator für das Ausmaß von oxidativem Stress in Organismen dienen.[71]

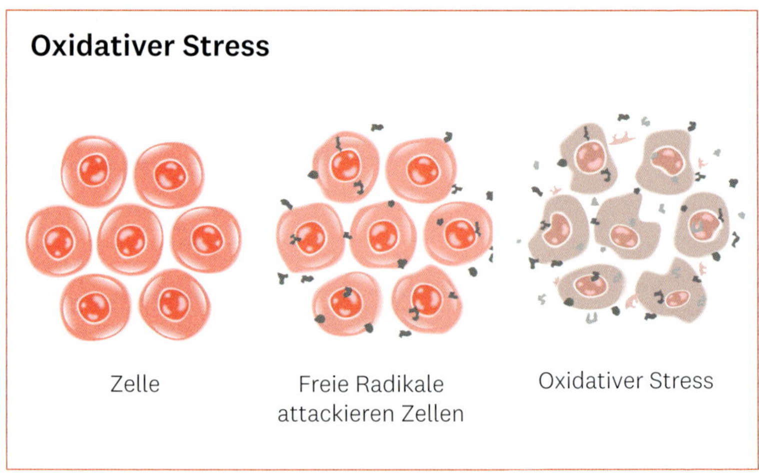

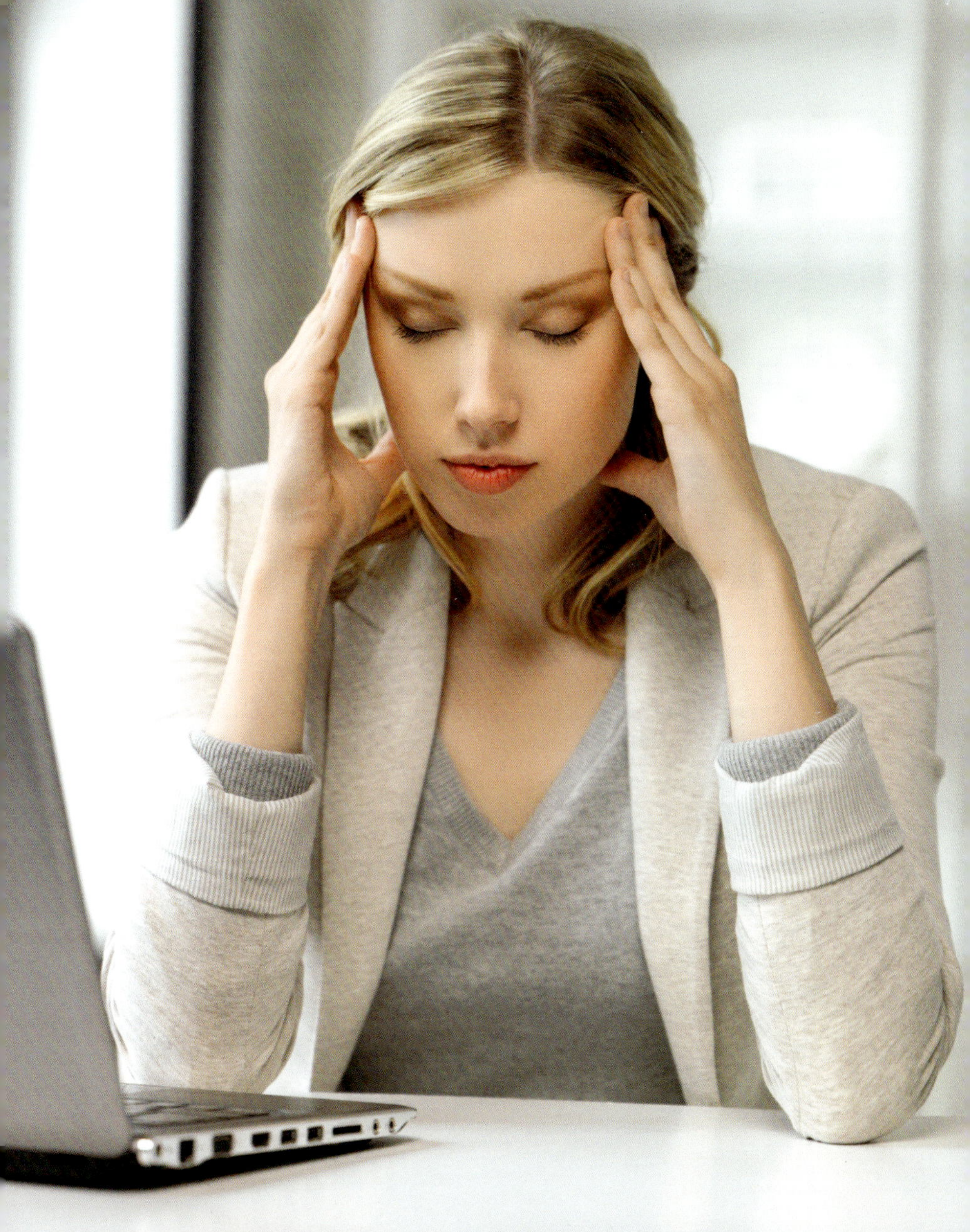

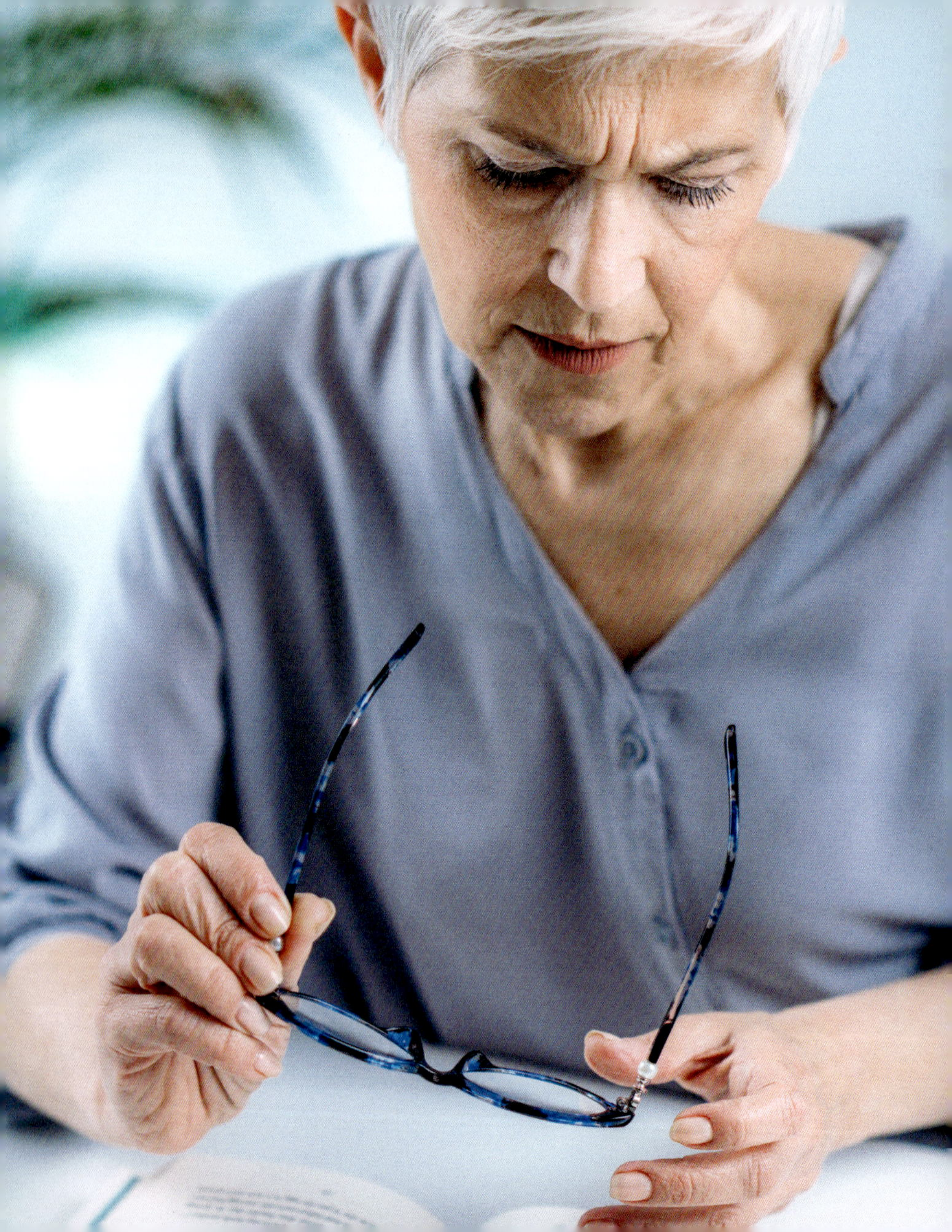

Grauer und grüner Star, Makuladegeneration: Gesunde Augen brauchen Melatonin

- Melatonin schützt die Retina vor freien Radikalen.
- Melatonin wirkt sich positiv bei Vorbeugung und Behandlung von Makuladegeneration, grünem und grauem Star aus.

Wie überall im Körper brauchen auch die Zellen der Augen Schutz vor der Zerstörung durch freie Radikale. Melatonin ist ein besonders starker Radikalfänger, der diese Aufgabe vom Beginn der Entwicklung der Lebensformen bis heute ausübt. Für die Augen ist ein Melatoninmangel höchst schädlich, weshalb es erstaunlich ist, dass kaum jemand daran denkt, wenn Erkrankungen wie grauer Star (Katarakt), grüner Star (Glaukom) und Makuladegeneration auftreten. Vor allem beim grauen Star lautet die Diagnose meist, dass man nichts tun kann und dass irgendwann operiert werden muss. Tatsächlich kann man sehr viel tun, und allem voran sollte der Melatoninspiegel erhöht werden.

Beim **grauen Star (Katarakt)** trübt sich die Augenlinse immer mehr ein, sodass sich die Sehfähigkeit verschlechtert. Er gilt als Alterskrankheit, allerdings sind auch immer mehr Jüngere betroffen. Nicht nur Nährstoffmangel, auch stundenlange Bildschirmarbeit,

Handy und andere EMF-Quellen (elektrische, magnetische und elektromagnetische Felder) schaden den Augen. Untersuchungen haben gezeigt, dass der Augenstoffwechsel bei den Betroffenen gestört ist und dass es an zellschützenden Stoffen wie Glutathion fehlt.[72] Wenn der graue Star noch nicht zu weit fortgeschritten ist, kann der Augenstoffwechsel mit Antioxidantien wie Vitamin C und Astaxanthin, Omega-3-Fetten wie beispielsweise in Krillöl und Magnesium reaktiviert werden. Als Grundlage für den Erfolg wird Melatonin benötigt – und die Bereitschaft, einen gesunden Tagesrhythmus einzuhalten.

Grüner Star (Glaukom) ist eine der häufigsten Erkrankungen des Sehnervs und kann ebenso zu Erblindung führen. Als Ursache gilt ein zu hoher Augeninnendruck, der zu Gesichtsfeldausfällen und Veränderungen des Sehnervs führt. Grüner Star umfasst eine Reihe unterschiedlicher Augenerkrankungen, bei denen der Augeninnendruck oft erhöht, der Blutdruck dagegen niedrig ist. Freie Radikale schädigen die Sehnerven zusätzlich. Melatonin kann den Augeninnendruck senken und die Sehzellen vor freien Radikalen schützen.[73]

Makuladegeneration (AMD) gilt ähnlich wie grauer Star als altersbedingt. Bei dieser gravierenden Erkrankung wird die Netzhaut zerstört. Meist ist der sogenannte »gelbe Fleck« betroffen, die Makula, die für das scharfe Sehen besonders wichtig ist, da dort die Sehzellen sehr dicht beieinanderliegen. AMD ist die weltweit häufigste Ursache für Erblinden bei älteren Menschen. Eine Reihe von Studien zeigen, dass Melatonin hilft, die Netzhautveränderun-

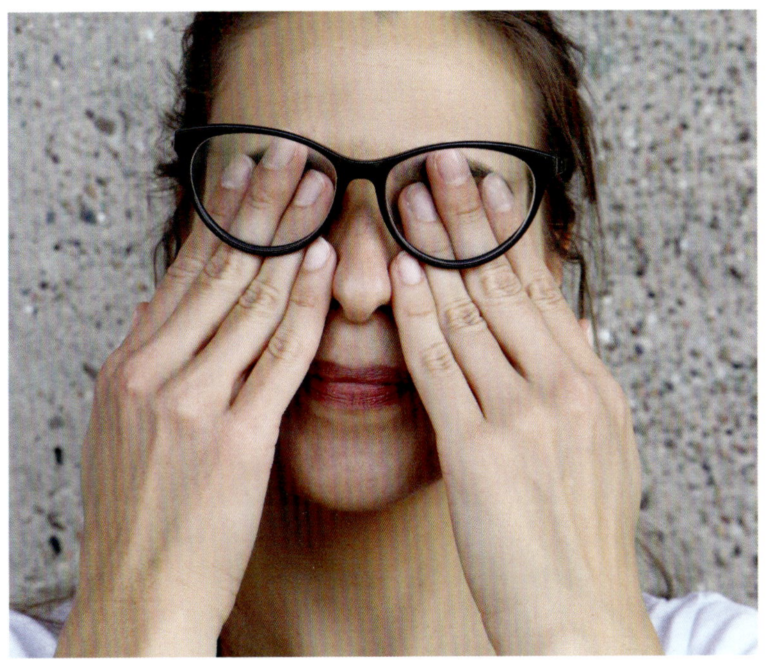

gen zu verbessern, unter anderem eine 2005 publizierte Studie mit hundert älteren Teilnehmern. Sie erhielten 6 Monate lang 3 Milligramm Melatonin vor dem Schlafen. Bei fünfzig Patienten wurde der Zeitraum auf 24 Monate ausgedehnt. Die Patienten hatten entweder eine trockene oder eine feuchte Makuladegeneration. Bei der Mehrheit der Teilnehmer hatte sich die Sehfähigkeit verbessert.[74] Eine neuere Studie aus dem Jahr 2018 bestätigte den Erfolg von Melatoningaben.[75]

Melatonin für das Gehirn: Leistung, Konzentration, Gedächtnis

Das menschliche Gehirn ist eine hochkomplexe Wahrnehmungs- und Schaltzentrale. Unzählige Sinneseindrücke werden hier pausenlos verarbeitet, Informationen bewertet und gespeichert, alle Funktionen des Körpers gesteuert und koordiniert, zudem lässt es uns fühlen. Aus allen Eindrücken und Informationen, die im Gehirn zusammenlaufen, entstehen Vorstellungen, Lebenseinstellungen und Verhaltensweisen, die unsere Persönlichkeit ausmachen. Jeder von uns gestaltet seine Erinnerungen auf seine ganz eigene Art. Milliarden Nervenzellen kommunizieren ständig miteinander, um all das möglich zu machen, ohne dass wir uns dessen bewusst sind. Es bilden sich individuelle Vernetzungen im Gehirn, die bestimmen, wer und wie wir sind.

Bis in die 1950er-Jahre hinein war die Wissenschaft davon überzeugt, dass das Gehirn seine Prägung schon früh abschließt und sich dann nicht mehr verändern kann. Die Entdeckung des plastischen Gehirns, das ein Leben lang neue Verschaltungen bilden und sich weiterentwickeln kann, war eine Sensation. Jede neue Erfahrung oder Tätigkeit verändert das Gehirn. Wenn wir sie wiederholen, bildet sich der dafür zuständige Bereich besonders aus, zum Beispiel bei Pianisten, Tennisspielern oder durch das regelmäßige Bedienen der Computermaus. Reiseerlebnisse, das Erlernen einer Sprache sowie Gefühlserfahrungen wirken auf die Verschaltung der Synapsen ein. Diese Veränderung ist auch dann möglich, wenn sich durch jahrelange, gleichartige Deutungen von Erfahrun-

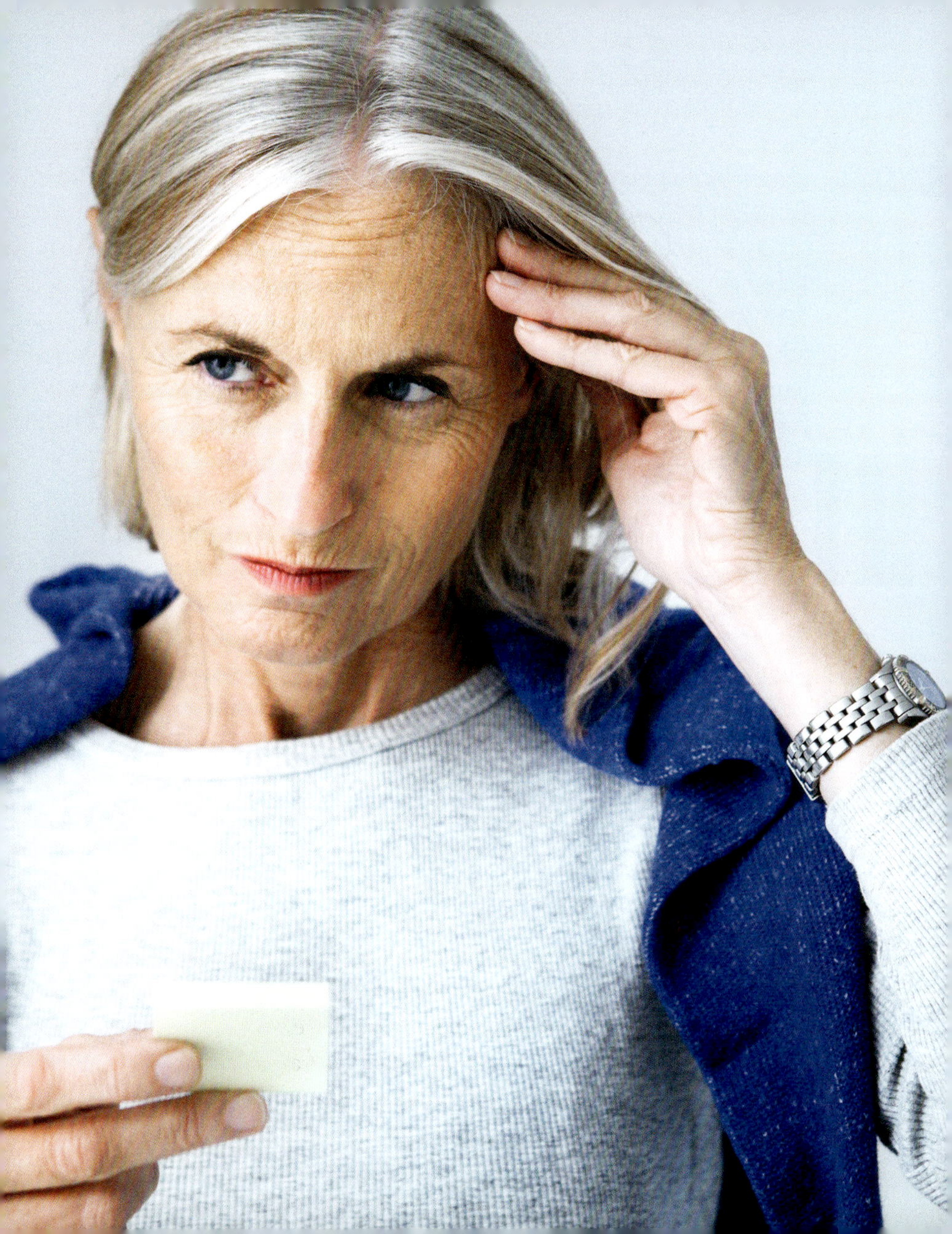

gen »feste Bahnen« gebildet haben. In der Fachsprache wird diese Fähigkeit Neuroplastizität genannt.

Das hochkomplexe Gehirn verbraucht nach Muskulatur und Leber die meiste Energie. Für diesen Energieumsatz werden große Mengen an Sauerstoff und Glukose benötigt. Die Mitochondrien arbeiten auf Hochtouren, um diese Energie zur Verfügung zu stellen und reagieren sehr empfindlich auf einen Mangel. Bei diesen hochenergetischen Prozessen bilden sich viele freie Radikale, die die Zellen angreifen und wichtige Bereiche des Gehirns zerstören können, wenn es nicht gelingt, sie unschädlich zu machen. Melatonin wird im Gehirn gebildet und ist direkt zur Stelle, um die Zellen vor oxidativem Stress zu schützen. Im Laufe der Zeit sinkt die Melatoninproduktion jedoch, und die Forschung geht inzwischen davon aus, dass der Mangel eine mögliche Ursache für altersbedingte neurodegenerative Erkrankungen wie Alzheimer, Parkinson und Chorea Huntington ist.[76,77] Aber auch ohne Erkrankungen lassen Gehirnleistung und Gedächtnis im Alter nach, vor allem bei

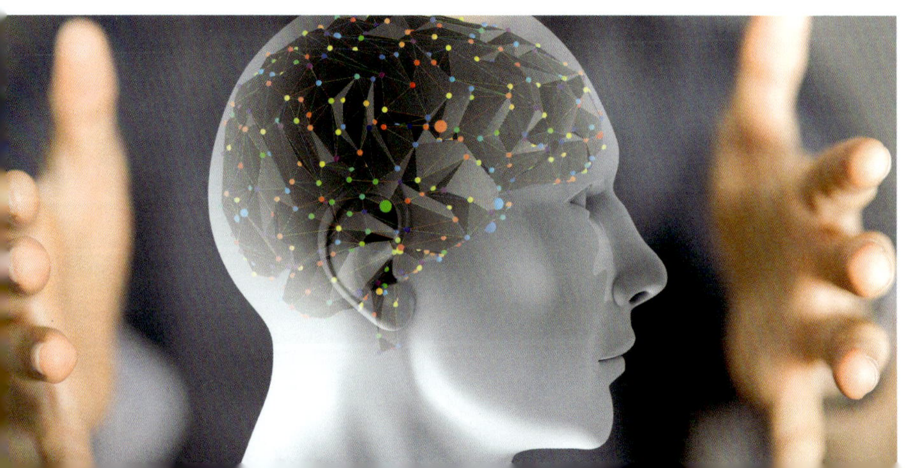

der Schnelligkeit der Informationsverarbeitung und beim Lernen. Eine Einnahme von Melatonin kann diese Veränderungen zumindest verzögern, wenn nicht sogar aufhalten.[78]

Schlechter Schlaf zählt zu den zahlreichen Problemen, die durch chronischen Stress entstehen. Auch die Konzentrationsfähigkeit, die Gedächtnisleistung und die generelle Verarbeitung von Eindrücken lassen nach. Wer langfristig Stress ausgesetzt ist, sollte daher besonders darauf achten, in der Nacht genügend Melatonin zur Verfügung zu haben.[79] Wie positiv sich Melatonin auf die Leistung des Gehirns auswirkt, zeigte auch eine 2020 veröffentlichte japanische Studie. Die Forscher untersuchten, wie sich bestimmte Zwischenprodukte auswirken, die bei der Umwandlung von Melatonin im Körper entstehen. Sie nahmen an, dass die Melatoninmetaboliten AFMK und AMK Gehirn und Gedächtnis fördern. Die Untersuchung wurde mit Mäusen durchgeführt, die tatsächlich Objekte leichter wiederkannten, nachdem sie Melatonin und die beiden Metaboliten bekommen hatten. Das Erinnerungsvermögen der Versuchstiere verbesserte sich bereits am darauffolgenden Tag. Junge Mäuse erinnerten sich am besten an ein Objekt, dass man ihnen am Tag zuvor dreimal gezeigt hatte, bei älteren Mäusen war das nicht der Fall. Anders verhielt es sich, als ihnen nur AMK gegeben wurde. Bereits eine Dosis genügte, und ältere Mäuse konnten sich ebenfalls erinnern, und zwar bis zu 4 Tage. Wurde die Umwandlung von Melatonin in AMK verhindert, verbesserte sich das Langzeitgedächtnis dagegen nicht. Die Studie ist auch für den Menschen besonders aussagekräftig, denn der Unterschied im Erinnerungsvermögen von jungen und älteren Mäusen ist ähnlich groß wie von jungen und älteren Menschen.[80]

MCAS: Melatonin kann bei Mastzellaktivierungssyndrom helfen

Mastzellen sind ein sehr wichtiger Teil des Immunsystems. Sie bilden die erste Verteidigungslinie gegen krank machende Erreger und finden sich deshalb vor allem dort, wo der Körper am stärksten mit der Umwelt verbunden ist, wie in den Atemwegen, im Magen-Darm-Trakt und in den Schleimhäuten. Ähnlich wie Melatonin sind Mastzellen Millionen Jahre alt und stellen die erste Form der Immunabwehr dar. Sie sind höchst »erfahrene« Kämpfer gegen Krankheiten und Heiler von Wunden. Im Laufe der Evolution haben sie gelernt, mit Zellen und Geweben zu kommunizieren, indem sie Botenstoffe wie Histamin, Heparin und Zytokine ausschütten, die sie gespeichert haben. Diese Botenstoffe sorgen im Normalfall dafür, dass bei Kontakt mit Erregern, Parasiten und Allergenen die geeignete Reaktion des Immunsystems eingeleitet wird.

Beim Mastzellaktivierungssyndrom (MCAS) sind die Mastzellen überaktiv und schütten zu große Mengen immunaktivierender Stoffe aus, und zwar nicht nur zu viele, sondern auch über einen zu langen Zeitraum, zum falschen Zeitpunkt oder im falschen Körperbereich. Die Symptome sind sehr unterschiedlich, je nachdem, welcher Körperbereich betroffen ist, was deshalb oft zu einer Fehldiagnose führt. Häufig ähneln sie einer chronisch-entzündlichen Erkrankung oder einem Reizdarmsyndrom. Weitere Symptome sind Verdauungsstörungen, Krämpfe und Muskelschmerzen, Schwindel, allergische Reaktionen zum Beispiel auf der Haut wie Jucken und Rötungen, Gelenkschmerzen, Schlaflosigkeit, Angstzu-

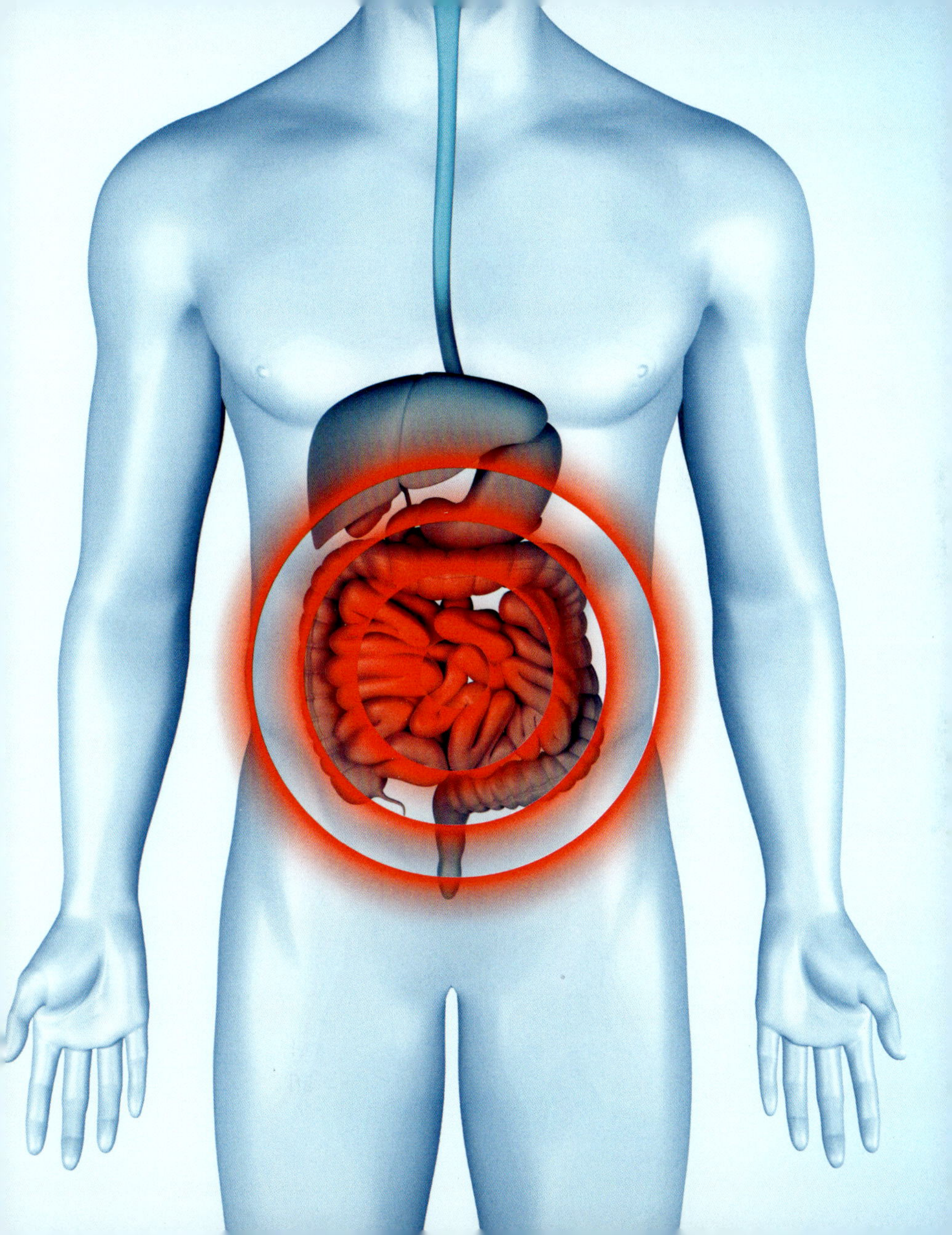

stände und Panikattacken, Depressionen, Herzrasen (vor allem in der Nacht), Atemnot, Schweißausbrüche, Tinnitus und eine starke Reaktion gegen alle möglichen Einflüsse von außen, zu denen auch Naturheilmittel zählen können. Vor allem das Gewebshormon Histamin, das im Körper selbst hergestellt wird, das aber auch in sehr vielen Nahrungsmitteln enthalten ist, stellt ein großes Problem dar. Histamin wird aus der semi-essenziellen Aminosäure Histidin gebildet und ist gleichzeitig ein Botenstoff, der bei vielen Vorgängen im Körper eine wichtige Rolle spielt, vor allem bei Entzündungsreaktionen. Für MCAS-Betroffene ist Histamin deshalb vorrangig zu meiden.

MCAS war lange unbekannt, aber die Erkrankung rückt heute immer mehr in den Blickpunkt der Wissenschaft. Aktuelle Forschungsergebnisse zeigen, dass Melatonin die Aktivierung von Mastzellen normalisieren kann, wodurch Histamin und andere Entzündungsstoffe nicht in den Blutkreislauf gelangen, wenn sie nicht benötigt werden.[81,82,83] Über die immunregulierenden Eigen-

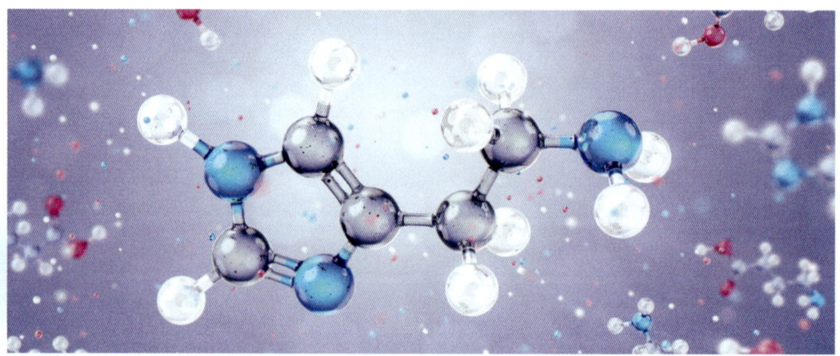

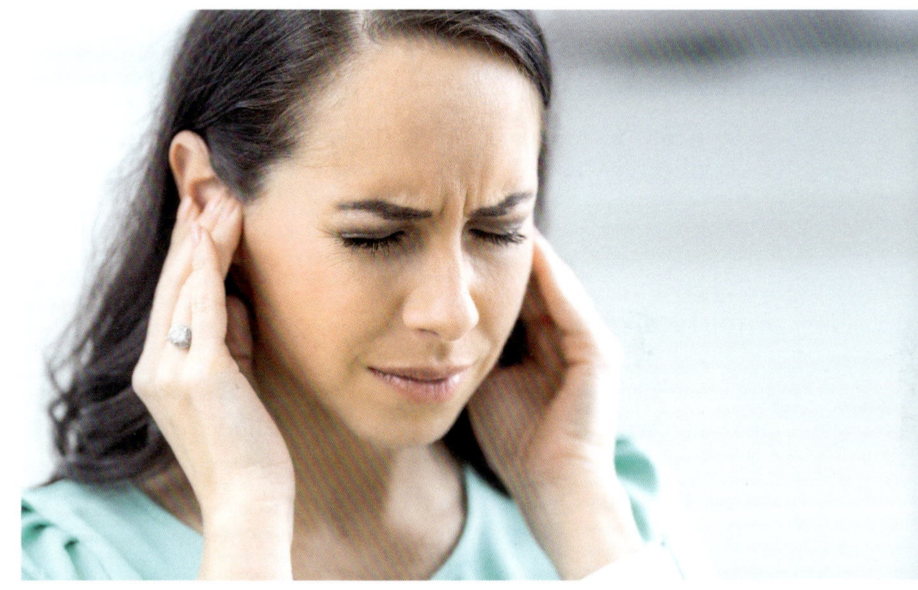

schaften von Melatonin habe ich bereits im Kapitel »Melatonin im Immunsystem, bei Entzündungen und Autoimmunerkrankungen« (Seite 65) berichtet. Melatonin reguliert sowohl eine überschießende als auch eine zu geringe Immunreaktion und ist damit ein weitreichend einsetzbares Therapeutikum. Studien weisen außerdem darauf hin, dass Melatonin sich möglicherweise zur Behandlung von Tinnitus eignet,[84,85,86] der bei vielen Menschen mit Histaminintoleranz und MCAS auftritt. In jedem Fall verbessert Melatonin den Schlaf, der bei vielen Tinnitus- und MCAS-Patienten gestört ist.

Krebs vorbeugen und behandeln

Als Entartung bezeichnet man in der Medizin die Veränderung eines Gewebes von einem differenzierten hin zu einem undifferenzierten Zustand.

Definition auf DocCheck Flexion

Entartete Zellen

Entartete Zellen sind eigentlich nichts Besonders. Zellmissbildungen entstehen aus den unterschiedlichsten Gründen immer wieder, was zur Folge hat, dass die Zelle nicht mehr normal arbeiten kann. Unser Immunsystem kümmert sich darum und entsorgt solche Zellteile oder Zellen zusammen mit anderem Zellschutt. Voraussetzung dafür sind ein gesundes Immunsystem, genügend zellschützende Antioxidantien und leistungsfähige Mitochondrien, um die notwendige Energie zur Verfügung zu stellen.

Anders bei Krebs. Hierbei wird eine Gruppe bösartiger Tumorerkrankungen zusammengefasst, die alle eines gemeinsam haben: das unkontrollierte Wachstum von entarteten Zellen, die das gesunde Gewebe verdrängen. Was können wir tun?

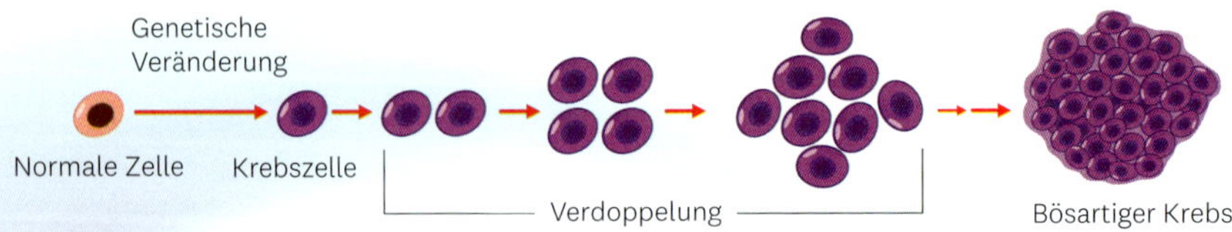

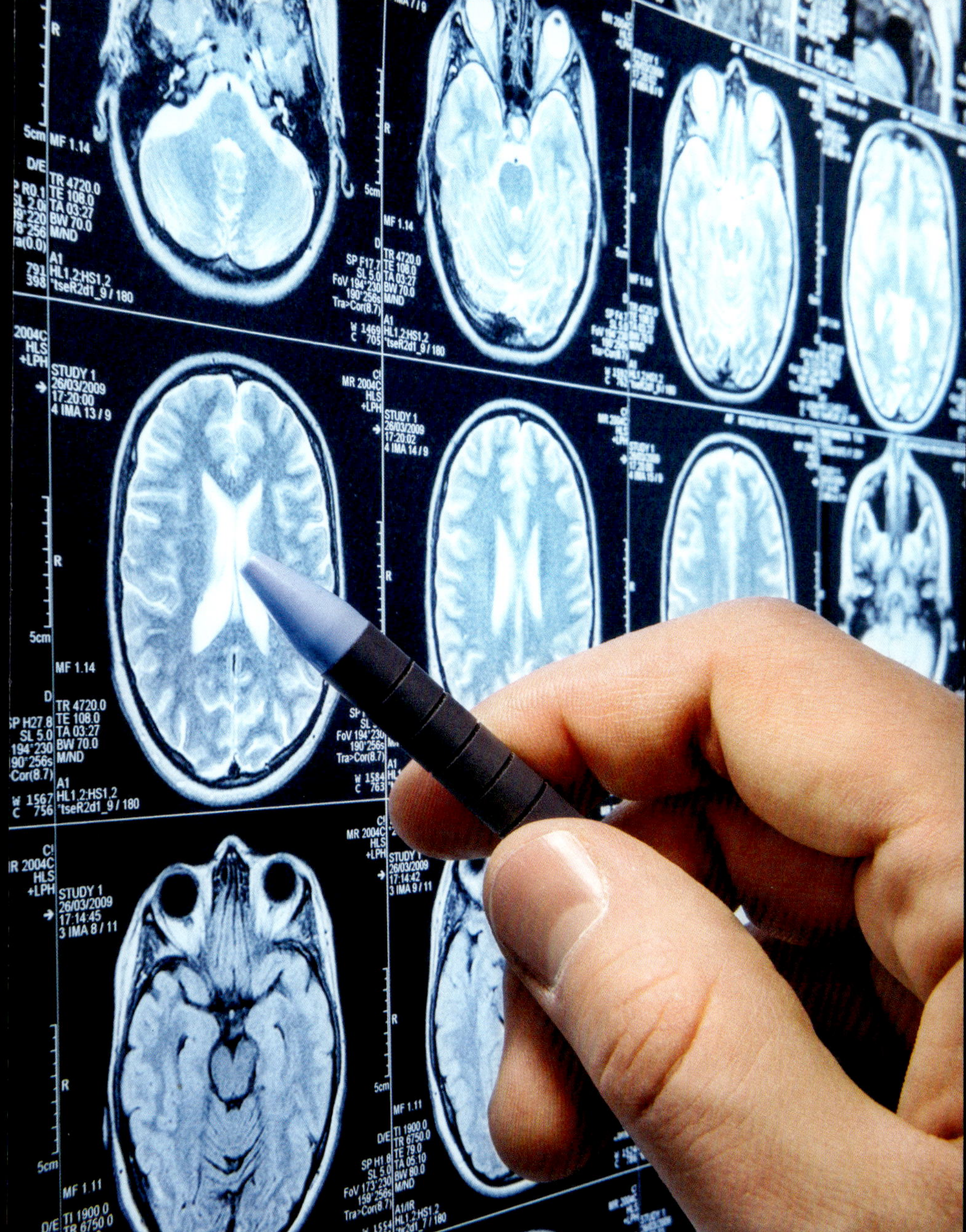
MF 1.14
TR 4720.0
TE 108.0
TA 03:27
BW 70.0
M/ND
A1
HL1,2;HS1,2
*tseR2d1_9 / 180
STUDY 1
26/03/2009
17:20:00
4 IMA 13 / 9
MF 1.14
TR 4720.0
TE 108.0
TA 03:27
BW 70.0
M/ND
A1
HL1,2;HS1,2
*tseR2d1_9 / 180
STUDY 1
26/03/2009
17:20:02
4 IMA 14 / 9
STUDY 1
26/03/2009
17:14:45
3 IMA 8 / 11
STUDY 1
26/03/2009
17:14:42
3 IMA 9 / 11
MF 1.11
TI 1900.0
TR 6750.0
TE 79.0
TA 05:10
BW 80.0
M/ND
A1/IR
HL1,2;HS1,2
*tir2d1_7 / 180

Krebs, die biologische Uhr und das innere Milieu

Krebs ist ein systemisches Geschehen, bei dem der Säure-Basen-Haushalt und die inneren Abläufe stark gestört sind. Claude Bernard hatte bereits im 19. Jahrhundert aufgrund seiner Forschungen den Begriff »inneres Milieu« geprägt. In einem gesunden inneren Milieu herrscht ein flexibles, sich selbst regulierendes Gleichgewicht. Vom Säure-Basen-Gleichgewicht über das Herz-Kreislauf-System, den Wasser- und Elektrolythaushalt, den Stoffwechsel sowie die Verwertung von Eiweißen und Aminosäuren bis zur Körpertemperatur und dem Hormonhaushalt ist jedes Regelsystem in unserem Körper auf einen gesunden Ausgleich bedacht. Der chronobiologische Rhythmus mit seinem Hell-Dunkel-Zyklus ist der große Regler, der diese lebendige Homöostase in ihrem Tagesverlauf steuert, und der Signalstoff, der die biologische Uhr und alle damit verbundenen Prozesse auslöst, ist Melatonin.

Melatonin steuert die biologische Uhr und das Krebsgeschehen

Wussten Sie, dass Brustkrebs in Industriestaaten wie Deutschland, den USA oder Singapur fünfmal häufiger ist als in Agrarländern wie etwa in Afrika oder Asien? Die Hälfte dieser Krebserkrankungen ist durch konventionelle Risikofaktoren nicht erklärbar. Das Risiko von Männern, die in Nachtschicht arbeiten, an Prostatakrebs zu erkranken, ist doppelt so hoch wie bei denen, die normale Arbeitszeiten haben. Sowohl Männer als auch Frauen, die langfristig in Nachtschichten arbeiten, erkranken überdurchschnittlich häufig an Darmkrebs.[87] Melatonin, das bei Dunkelheit produziert wird, verhindert das Wachstum von Krebszellen. Menschen in Nachtschicht haben einen unnatürlichen Hell-Dunkel-Rhythmus, der die Ausschüttung stört. Wir sind eine 24-Stunden-Gesellschaft geworden, in der die Nacht jederzeit zum Tag gemacht werden kann. Licht in der Nacht stoppt die Melatoninproduktion – und setzt uns dem Risiko der Zellentartung aus. In diesem Zusammenhang ist eine Studie aus dem Jahr 1992 interessant, bei der die Forscher feststellten, dass blinde Frauen seltener an Brustkrebs leiden. Durch die Erblindung, vor allem wenn sie bereits in jungen Jahren geschieht, schütten die Frauen meist mehr Melatonin aus.[88]

Das Gehirn schaltet entweder auf Tag oder auf Nacht

Es beginnt beim *Nucleus suprachiasmaticus*, einem Teil des Hypothalamus. Dieser spezielle Bereich im Gehirn empfängt die Lichtsignale über die Augen und leitet sie über neuronale Bahnen an die Zirbeldrüse weiter. Licht bedeutet: Melatonin stoppen, Dunkelheit signalisiert: Melatonin produzieren. Ist es dunkel, schaltet die biologische Uhr in unserem Körper in einen anderen Rhythmus und auf Regeneration. Künstliches

Licht fragmentiert die Dunkelheit, die wir über einen längeren Zeitraum brauchen, um genügend Melatonin zu produzieren.

Je nachdem, wie lange es hell ist, hat die Zirbeldrüse mehr oder weniger Zeit für die Melatoninausschüttung. In einer Jahreszeit mit etwa 10 Stunden Tageslicht und 14 Stunden Dunkelheit ist viel mehr Zeit dafür vorhanden als im Sommer, wenn es etwa 16 Stunden hell und nur 8 Stunden dunkel ist. Eine geringere Konzentration von Melatonin im Körper und eine höhere von anregenden Stoffen wie Serotonin, Cortisol und Adrenalin, die während des Tages produziert werden, erklärt, warum wir im Sommer aktiver und oft auch fröhlicher sind, während im Winter eher Ruhe, Zurückgezogenheit und Entspannung herrschen – oder besser gesagt, herrschen sollten. Die Möglichkeit, jederzeit Licht zur Verfügung zu haben, greift nicht nur in den natürlichen Rhythmus ein, sie erhöht auch das Risiko von Zellzerstörung, Krankheit und mangelnder Regeneration. Je heller das Licht in der Nacht ist, desto stärker wird die Melatoninproduktion unterdrückt. Aber nicht jedes Licht hat diese starke Wirkung, nur Licht aus dem blauen Spektrum. Wenn das Gehirn dieses Licht auch nur eine Sekunde lang wahrnimmt, interpretiert es dieses bereits als Tag und sendet das Signal »Melatonin stoppen« an die Zirbeldrüse.

Weißes Licht und welcher Frequenzbereich die Melatoninproduktion stoppt

Weißes Licht ist der Teil des elektromagnetischen Strahlungsspektrums, den wir sehen können. Es umfasst die für das menschliche Auge wahrnehmbaren Farben und reicht von ungefähr 400 Nanometern, was Violett entspricht, bis etwa 700 Nanometer, was wir als Rot sehen.

Nicht jede Form von weißem Licht unterbricht die Melatoninproduktion. Es ist das relativ enge Spektrum des blauen Lichts von 435–500 Nanometern, und besonders der Bereich von 460–480 Nanometern, der diesen Stopp auslöst. Dazu zählen alle Lampen und elektronischen Geräte wie Fernseher, Handys und Computer, die LED-Technologie mit einem hohen Blaulichtanteil verwenden. An Computern und Mobilfunktelefonen kann man den Blaulichtanteil senken und mehr ins warmweiße Spektrum wechseln, zum Beispiel durch die Nachtabsenkung. Das Bild ist dann weniger scharf, aber schonender für Augen und Zirbeldrüse.

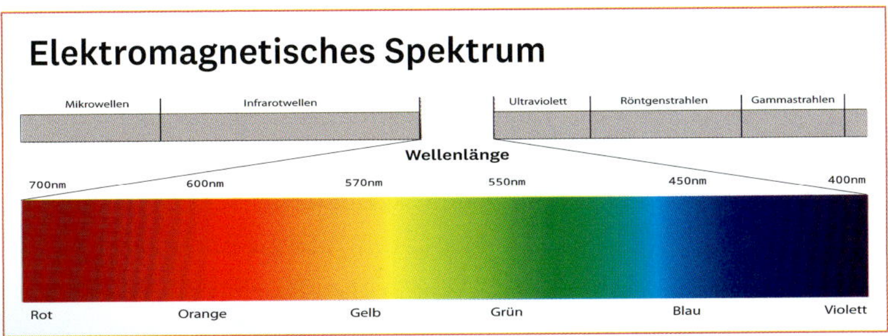

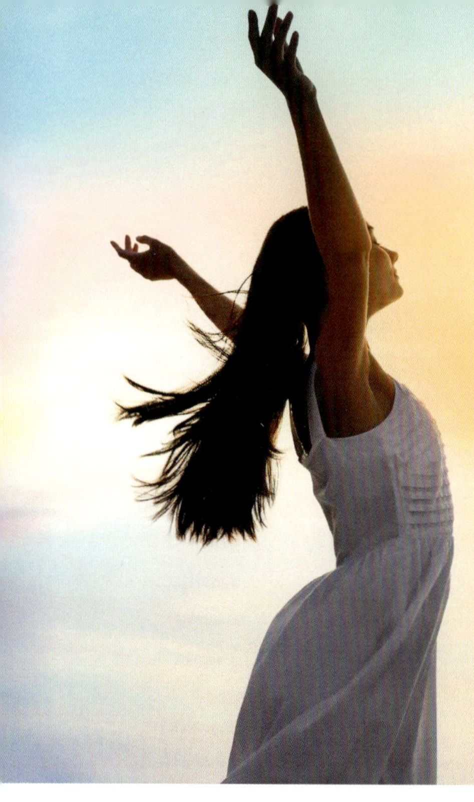

Mittags ist die natürliche Konzentration von blauem Licht am höchsten. Für den Menschen wirkt natürliches blaues Licht belebend, schenkt uns Energie und macht wach.

Blaues Licht

Das energiereiche blaue Licht ist nicht einfach nur schädlich. In der Natur unterstützt es die Photosynthese des Chlorophylls, hat aber noch weitere Auswirkungen. Mittags ist die natürliche Konzentration von blauem Licht am höchsten. Für den Menschen wirkt natürliches blaues Licht belebend, schenkt uns Energie und macht wach – alles Eigenschaften, die für den Tag gebraucht werden. Nachts gibt es kein blaues Licht in der Natur. Außerdem enthält Tageslicht einen Infrarotanteil, der das blaue Licht ausgleicht, während künstliches blaues Licht ohne einen solchen Ausgleich auf die Augen trifft. Blaues Licht verstärkt die Bildung freier Radikale in der Netzhaut und stoppt die Bildung von Melatonin mit seinen vielfältigen und fundamentalen Aufgaben im Körper.

Wer nachts regelmäßig blauem Licht ausgesetzt ist, erlebt eine Störung des zirkadianen Rhythmus mit weniger und schlechterem Schlaf sowie einer geringeren Regeneration. Mangelnder Schlaf schwächt das Immunsystem, was das Risiko für Krebserkrankungen erhöht.[89] Blaues Licht wirkt sich außerdem negativ auf die Augen aus.[90]

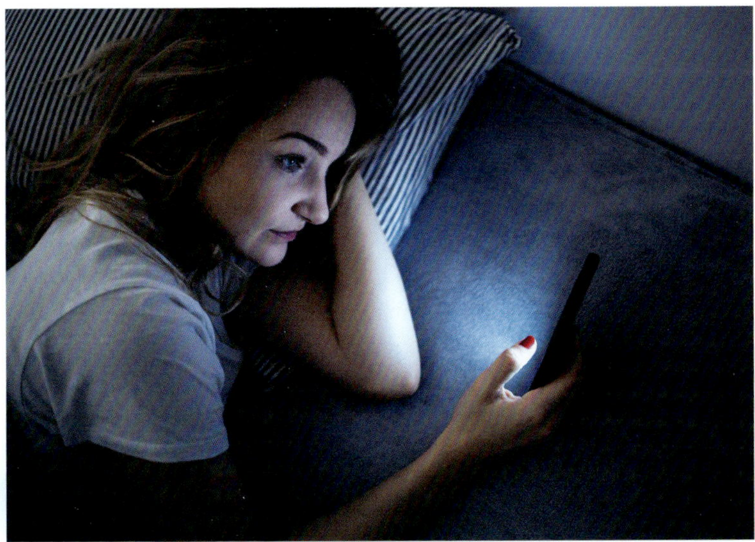

Melatonin verhindert Krebs auf mehrfache Weise – Studienergebnisse

1. Melatonin verhindert die Blutgefäßbildung in Tumoren

Das weitverzweigte Netz der Blutgefäße durchzieht den gesamten Körper und transportiert Sauerstoff und Nährstoffe zu allen Zellen. Im Volksmund heißt es »Blut ist unser Lebenssaft«, und jeder, der schon einmal erlebt hat, wie Blut aus seinem Körper fließt, kennt das Gefühl, dass im wahrsten Sinn des Wortes sein Leben davonrinnt.

Auch Tumore brauchen Versorgung. Solange sie kleiner sind als 1–2 Millimeter, bekommen sie Sauerstoff und Nährstoffe aus der Umgebung. Doch irgendwann geht ihnen der Sauerstoff aus. Dann senden sie Signale aus, die Blutgefäße dazu anregen, Verzweigungen in Richtung des Tumors zu bilden und ihn mit einem dichten Gefäßnetz zu umgeben. Dieses Wachstum nennt man Tumorangiogenese. Ohne diese Versorgung kann der Tumor nicht überleben.

2017 veröffentlichten Forscher eine bahnbrechende Studie zur Tumorangiogenese in der Zeitschrift *Toxicology and Applied Pharmacology*. Die Wissenschaftler fanden heraus, dass Melatonin die Angiogenese hemmt, indem es die Nährstoff- und Sauerstoffversorgung der Krebszellen unterbindet. Außerdem erschwert Melatonin die Endothelzellmigration, Invasion und Tubulusbildung, mit deren Hilfe sich Krebszellen vermehren.[91]

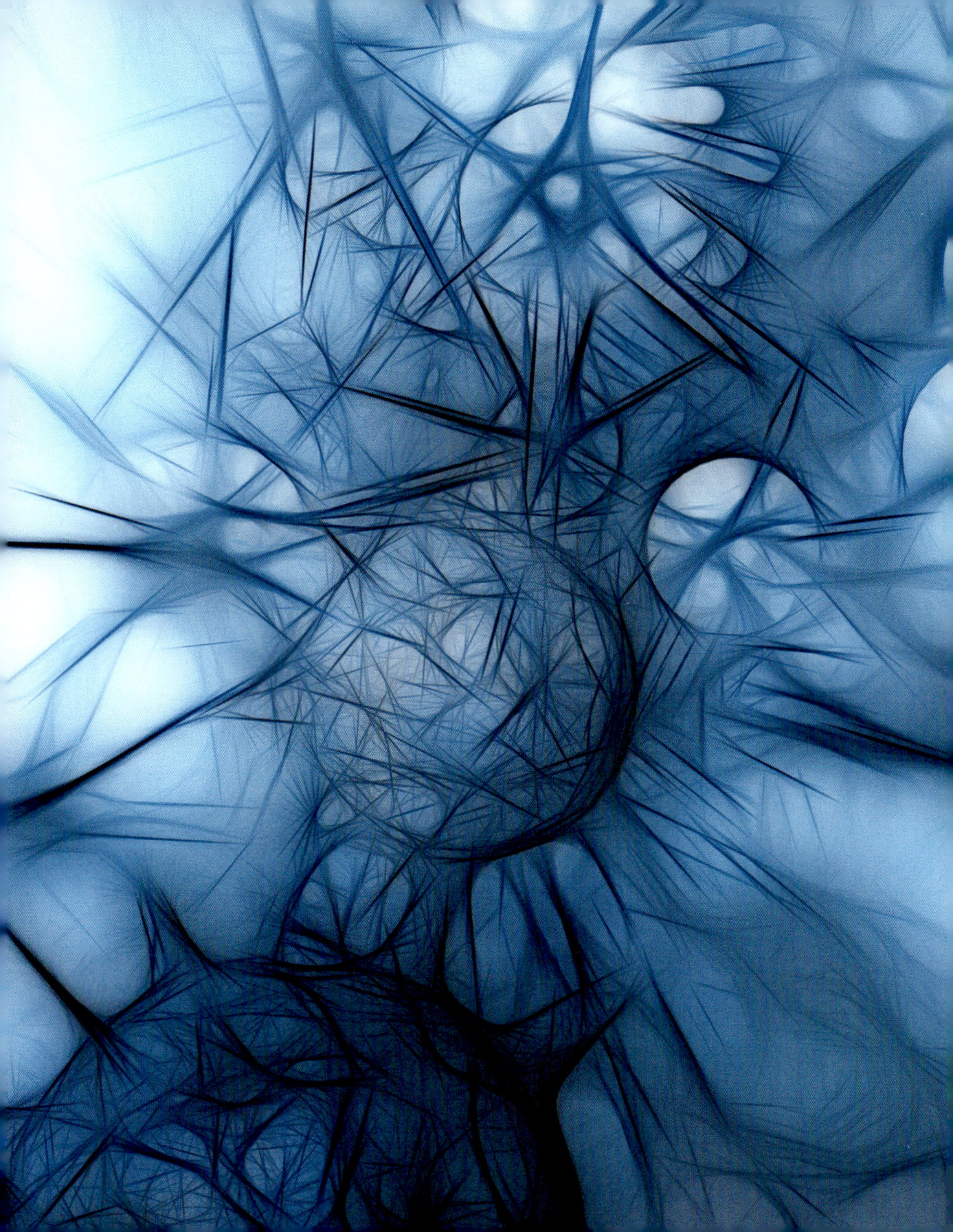

2. Melatonin stoppt das Tumorwachstum in der Nacht

Wenn es dunkel wird und die Melatoninausschüttung beginnt, kommen auch die Krebszellen zur Ruhe. Bricht dann der Tag wieder an, beginnen sie von Neuem zu wachsen und sich zu vermehren. Fehlt Melatonin, tritt dieser wichtige Wachstumsstopp nicht ein. Außerdem schwächen Schlafstörungen das Immunsystem, das entartete Zellen nun weniger gut bekämpfen kann. Zudem ist Melatonin Signalgeber für wichtige Immunfunktionen, die im Schlaf ablaufen. Untersuchungen zeigen, wie das Hormon, das gleichzeitig als Botenstoff wirkt, sowohl durch seine Signalwirkung als auch durch weitere Wirkmechanismen die fünf großen Bereiche unserer Gesundheit beeinflusst: Alterung, Zellwachstum und -tod, Entwicklung, Regeneration sowie das Drüsen- und Immunsystem.[92] Alle diese Bereiche können mehr oder weniger auch von einem Krebsgeschehen betroffen sein.

Die sensationelle Entdeckung, dass Melatonin Tumorzellen am Wachsen hindert, geht auf den Melatoninspezialisten Prof. Dr. Russel J. Reiter zurück, der lebenslang zu Melatonin forschte.[93] Spätere Studien, die er häufig begleitete, bestätigten seine Entdeckung. 2009 veröffentlichte Dr. David E. Blask ein bahnbrechendes Studienergebnis. Es belegt, dass Melatonin das Wachstum von Brustkrebszellen in der Nacht um 70 Prozent verringerte. Blask entdeckte darüber hinaus, dass Schlafstörungen zur Bildung von krebsstimulierenden Zytokinen führen können. Ein ungestörter, qualitativ hochwertiger Schlaf und, was vielleicht noch wichtiger ist, ununterbrochene Dunkelheit können daher als eine wichtige, bisher nicht beachtete Voraussetzung für eine wirkungsvolle Krebsprävention sein, so David E. Blask.[94]

3. Melatonin löst den Tod von Krebszellen aus

2018 wiesen chinesische Forscher am Beispiel von Magenkrebs nach, dass Melatonin den Tod von Krebszellen verursacht. Magenkrebs ist eine der häufigsten Krebsarten und die dritthäufigste Ursache für krebsbedingte Todesfälle weltweit. In China weisen Magen-, Lungen- und Leberkrebs von allen Krankheiten die höchste Sterblichkeitsrate auf. Melatonin hemmt bestimmte Proteine und Signalwege, die Krebszellen nutzen, und löst so den Tod der Krebszellen aus.[95]

4. Melatonin verringert die Zellteilungsrate

Das Hormon verringert die für das Krebsgeschehen wichtige Zellteilungsrate, indem es die Telomeraseaktivität reduziert. Das Enzym Telomerase hat eine große Bedeutung für die Länge unseres Lebens. Telomere sind die Schutzkappen unseres Erbgutes in den Zellen. Sie verhindern, dass bei der Zellteilung Schädigungen entstehen. Mit jeder Zellteilung werden die Telomere jedoch kürzer, wodurch Alterungsprozesse und Erkrankungen wie beispielsweise Arteriosklerose entstehen.[96,97] Vereinfacht kann man sagen: Kurze Telomere stellen ein hohes Krankheitsrisiko dar. Bestimmte Verhaltensweisen wie Rauchen oder manche Lebensmittel treiben diese Zellteilung voran. Die für ihre Telomerforschung bekannte Molekularbiologin Prof. Dr. Elizabeth Blackburn stellte zum Beispiel fest, dass Menschen, die täglich 0,6 Liter zuckerhaltige Limonade trinken, aus Sicht der Telomerlänge um 4,6 Jahre älter sind als Menschen, die das nicht tun. Blackburn stellt außerdem fest, dass die Telomeraseaktivität bei 80 Prozent der Krebserkrankungen hoch ist. Telomerase ist das Enzym, das der Verkürzung der Telomere während der Zellteilung entgegenwirkt. Wenn die Telomerase sehr aktiv ist, konserviert sie auch die Telomere der Krebszellen, sodass diese länger leben.

In einigen Fällen, beispielsweise bei Magen-Darm-Tumoren und Krebserkrankungen des Blutes wie Leukämie stellten Blackburn und ihre Kollegen dagegen eine niedrige Telomeraseaktivität fest. Ist Melatonin in diesen Fällen also die falsche Therapie?

Melatonin wirkt nicht einfach immer und nur in eine Richtung. Es ist ein intelligentes Molekül, das unterscheidet, wann es gebraucht wird und welche Aktivität nötig ist. Daher ist davon auszugehen, dass es in Fällen mit niedriger Telomeraseaktivität diese stattdessen fördert oder nicht beeinflusst, je nachdem, was nötig ist. Neuere Untersuchungen zum Beispiel bei Dickdarmkrebs[98], der zweithäufigsten Ursache für krebsbedingte Todesfälle, und Leukämie[99] bestätigen diese Aussage. Positive Ergebnisse zeigte auch die Behandlung von Prostata-, Blasen- und Nierenkrebs.[100]

5. Melatonin hilft, den Östrogenspiegel zu regulieren

2008 bestätigte eine Forschergruppe, dass Melatonin das Wachstum von Brustkrebs hemmt, indem es Östrogen-Signalwege auf drei unterschiedliche Weisen beeinflusst: Es verringert die Produktion von Östrogenen in den Keimdrüsen (Gonaden), wirkt direkt auf der Ebene der Tumorzellen, wo es die Östrogenrezeptoren moduliert und bestimmte Enzyme reguliert, die an der Synthese von Östrogenen beteiligt sind. Somit hat ein einziges Molekül all die Eigenschaften, die normalerweise mithilfe von Brustkrebsmedikamenten angestrebt werden. Damit ist Melatonin ein aussichtsreiches Mittel für die Vorbeugung und Behandlung von östrogenabhängigen Brusttumoren.[101]

Dass Melatonin Krebsstammzellen in der Brust hemmt, ergab eine Studie aus dem Jahr 2016. Krebsstammzellen sind eine Herausforderung in der Krebsbehandlung, da diese Zellen das Tumorwachstum antreiben können und resistent gegen Chemotherapie sind. Die Forscher verglichen eine Krebszelllösung, der Melatonin beigegeben wurde, mit einer Zelllösung ohne Melatonin. Der Unterschied war eindeutig: Melatonin verringerte die Zahl und Größe der Krebszellen.[102]

6. Melatonin wirkt antioxidativ und stärkt das Immunsystem

Melatonin schützt die Zellen vor freien Radikalen. Diese Wirkung, die es seit Anbeginn des Lebens ausübt, zieht sich wie ein roter Faden durch alles, was es für uns, für die Tiere und die Pflanzen tun kann. Freie Radikale zerstören die Zellen des Immunsystems, und Melatonin beugt vor. Eine Studie aus dem Jahr 2020 ergab, dass Melatonin die Produktion von T-Helferzellen im Körper fördert. Bei den Versuchstieren, denen die Zirbeldrüse entfernt wurde, ging die T-Zellenproduktion deutlich zurück. Umgekehrt nahm sie zu, wenn Melatonin verabreicht wurde.[103]

Melatonin, Chemo- und Strahlentherapie

Seit Langem ist bekannt, dass Melatonin sowohl die Wirksamkeit einer Chemo- als auch einer Strahlentherapie unterstützt und die Nebenwirkungen verringert. Als starkes Antioxidans schützt es außerdem die Zellen und verstärkt das zelleigene Programm, das Krebszellen in den Zelltod schickt. Eine italienische Studie untersuchte Patienten mit Lungen-, Brust-, Magen-, Gehirn- sowie Halskrebs im fortgeschrittenen Stadium. Eine Gruppe erhielt neben der Chemotherapie Melatonin, die andere nur eine Chemotherapie. In der Melatoningruppe war die Überlebensrate nach einem Jahr und der Rückgang der Tumoren deutlich höher als in der Kontrollgruppe.[104] Spätere Untersuchungen kamen zum gleichen Ergebnis.

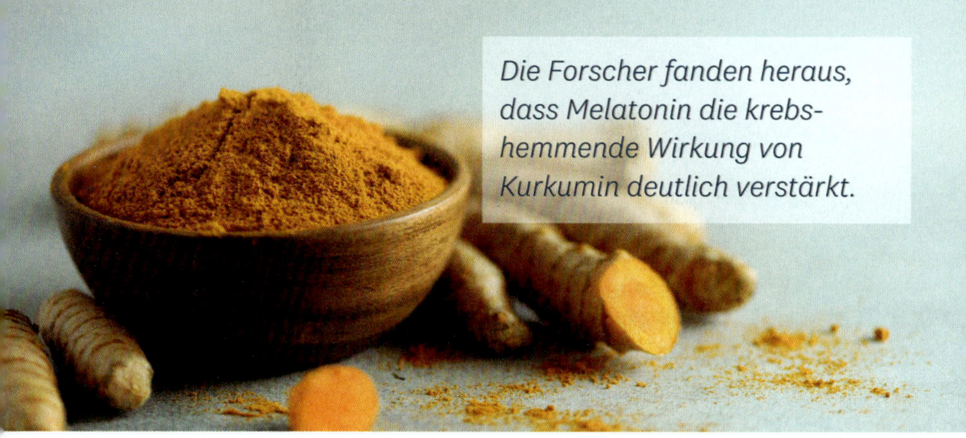

Dass Melatonin sich auch zur Vorbeugung gegen Schäden durch Gamma- und Röntgenstrahlen eignet, zeigte eine Übersichtsstudie aus dem Jahr 2016, in die 37 Tierstudien einbezogen wurden.[105]

Melatonin, Kurkumin und 6-Sulfatoxymelatonin

2017 untersuchten Wissenschaftler die Synergieeffekte zwischen Melatonin und Kurkumin. Beide Substanzen hatten bereits gezeigt, dass sie die Ausbreitung verschiedener Krebsarten hemmen können. Die Forscher behandelten Blasenkrebs mit einer Kombination und fanden heraus, dass Melatonin die krebshemmende Wirkung von Kurkumin deutlich verstärkt.[106] Auch der Melatoninabkömmling 6-Sulfatoxymelatonin ist ein kraftvolles Antikrebsmittel, wie sich am Beispiel von Brustkrebs zeigte.[107] 6-Sulfatoxymelatonin wird nachts im Urin gemessen und liefert eine zuverlässige Aussage über den nächtlichen Melatoninspiegel, da der Blutwert und der Urinwert korrelieren.

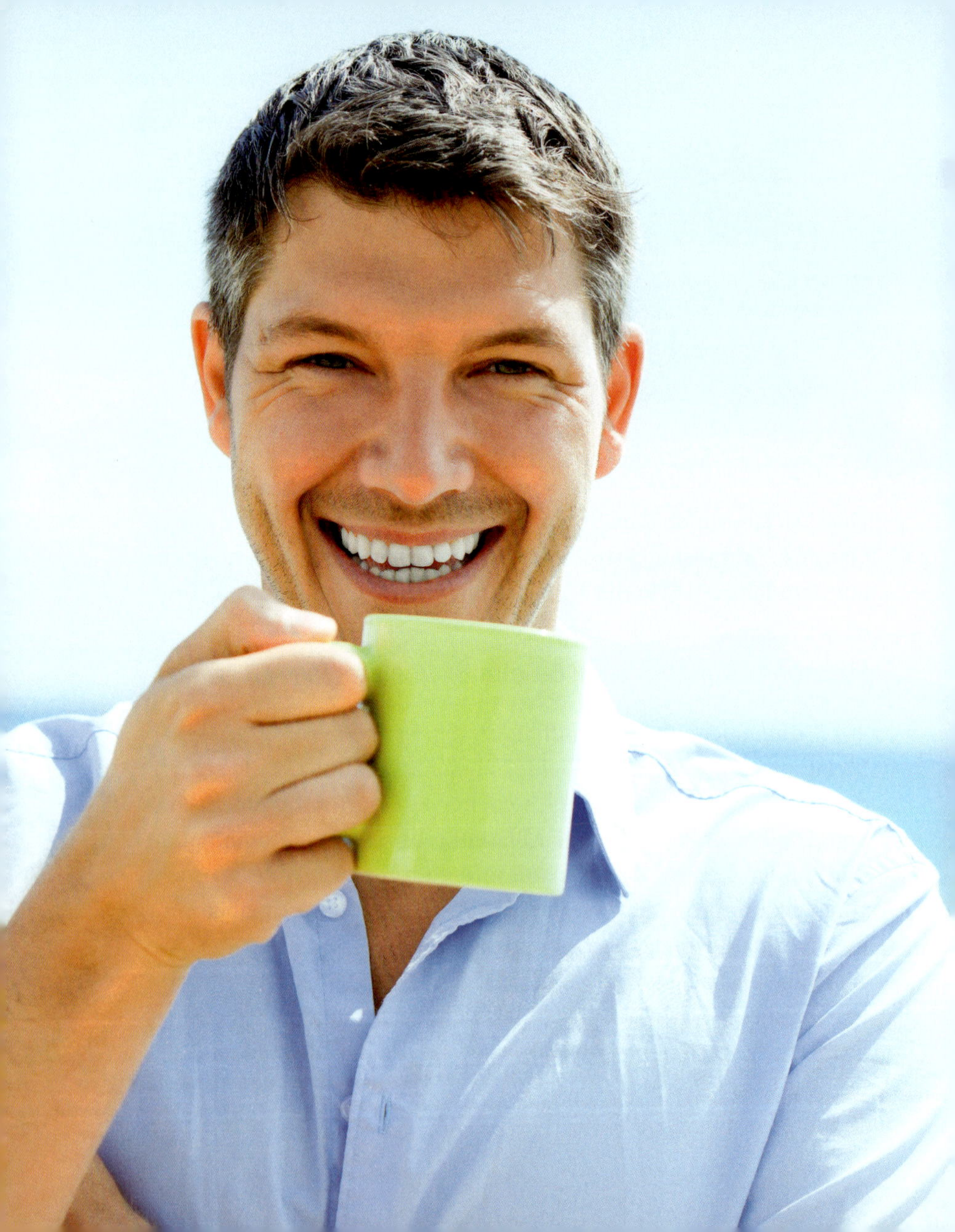

Melatonin und Vitamin D – ein effektives Duo

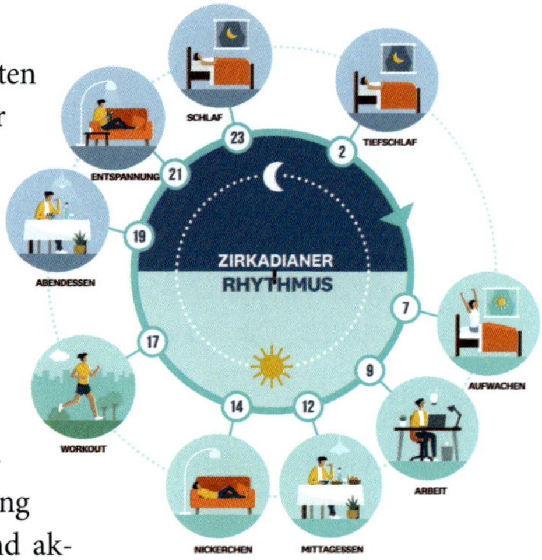

Vitamin D ist wichtig für einen guten Schlaf. Erstaunt Sie das? Dass wir reichlich Vitamin D brauchen, ist ohnehin bekannt. Wir können es zwar einnehmen, aber trotzdem sind Sonnen- oder Tageslicht wichtig für die Bildung. Eine Studie aus dem Jahr 2020 untersuchte die Synergieeffekte zwischen Melatonin und Vitamin D und fand heraus, dass Melatonin nicht nur die Vitamin-D-Bildung anregt – beide wirken zusammen und aktivieren die Mitochondrien, die so mehr Energie zur Verfügung stellen können. Melatonin reguliert unsere biologische 24-Stunden-Uhr, wobei dieser zirkadiane Rhythmus eine entscheidende Rolle für den Aufbau von Vitamin D spielt. Laut der in *The Journal of Steroid Biochemistry and Molecular Biology* veröffentlichten Studie sind Multiple Sklerose (MS), neurologische Störungen und hoher Blutdruck Beispiele für Erkrankungen, die mit einem zu geringen Melatonin- und Vitamin-D-Spiegel zusammenhängen.[108] In einer Übersichtsstudie mit insgesamt 9397 Teilnehmern wurden die niedrigsten mit den höchsten Serum-Vitamin-D-Spiegeln verglichen. Das Ergebnis: Teilnehmer mit Vitamin-D-Mangel haben ein deutlich höheres Risiko für Schlafstörungen, schlechte Schlafqualität und kurze Schlafdauer.[109]

Melatonin, Cortisol und Stress

Unter Stress reagiert der Körper mit physischen und psychischen Reaktionen. Menschen, die lange unter Stress stehen, schlafen schlechter und die Ausschüttung von Stresshormonen wie Cortisol steigt an, und zwar auch in der Nacht. Schlafmangel verstärkt die Spirale und belastet das Immunsystem. Das Hormon Cortisol ist lebensnotwenig für den Menschen. Es reguliert den Blutzuckerspiegel, ist am Eiweiß- und Fettstoffwechsel und an der Immunantwort beteiligt. Die Frage ist nicht, ob wir Cortisol brauchen, sondern in welcher Menge es ausgeschüttet wird, vor allem nachts. Ein dauerhaft erhöhter Cortisolspiegel stört Schlaf und Regeneration und versetzt den Körper in einen permanenten Erregungszustand. Als Gegenpol zu den aktivierenden Hormonen und Neurotransmittern wie Cortisol, Adrenalin, Serotonin und Dopamin, lässt Melatonin den Körper bei Einbruch der Dunkelheit herunterfahren, macht ruhig, müde und lässt uns einschlafen.

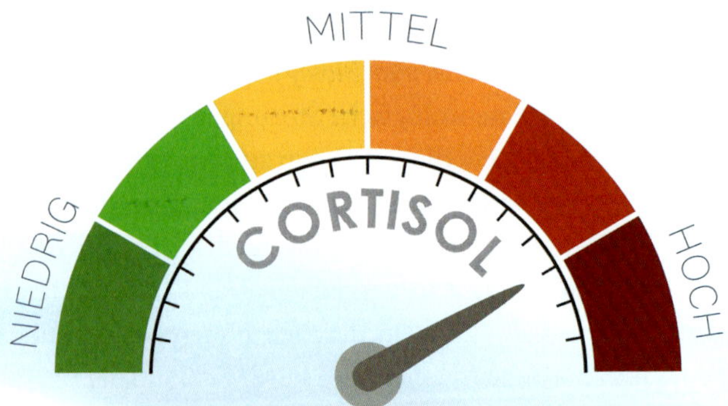

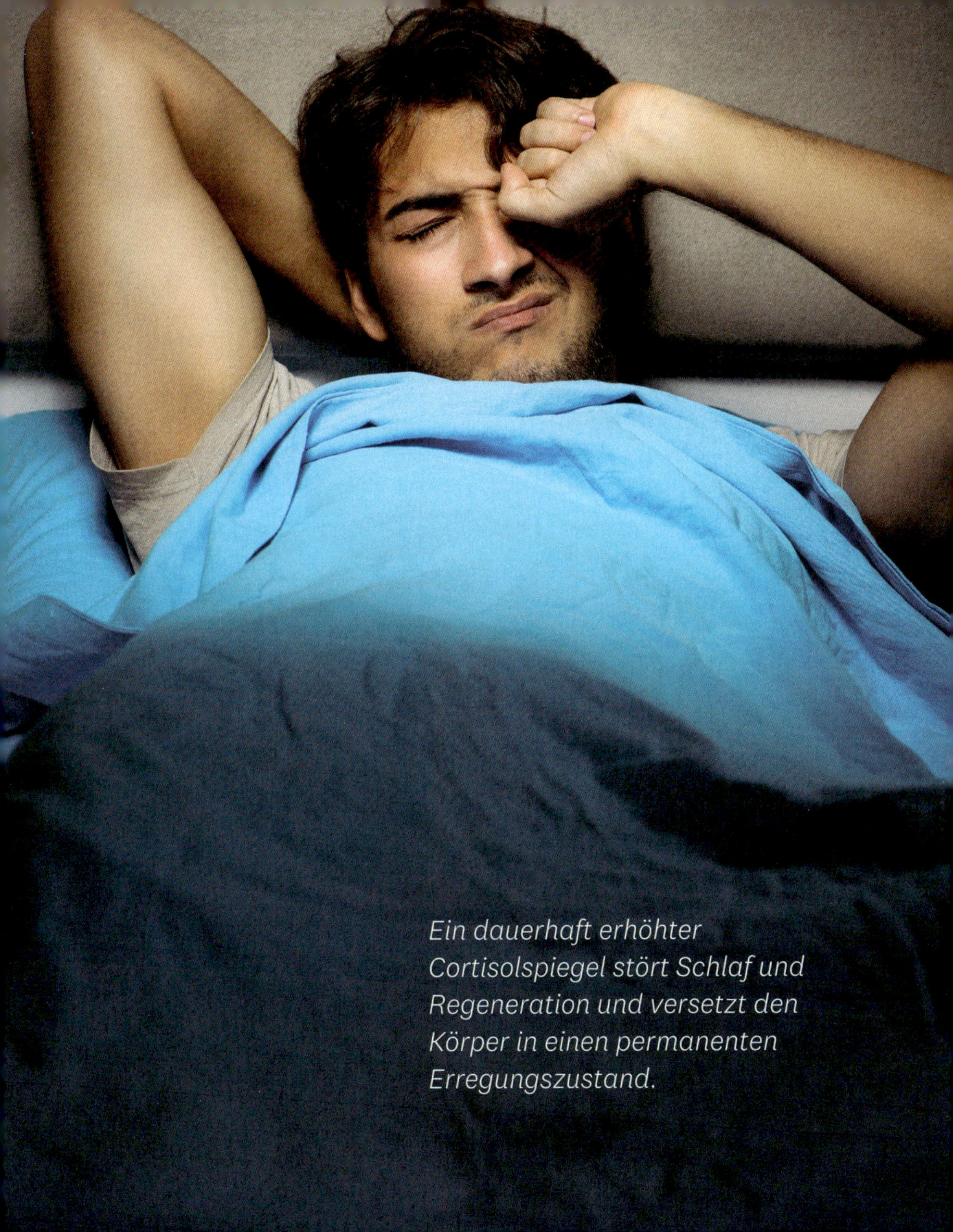

Ein dauerhaft erhöhter Cortisolspiegel stört Schlaf und Regeneration und versetzt den Körper in einen permanenten Erregungszustand.

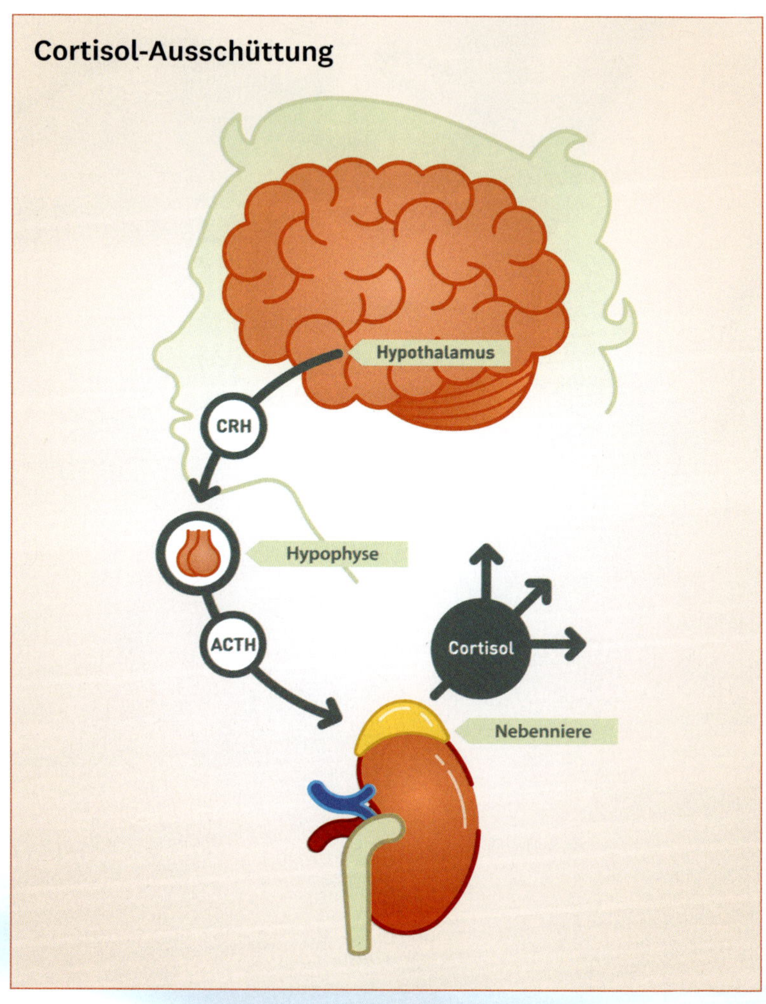
Cortisol-Ausschüttung
Hypothalamus
CRH
Hypophyse
ACTH
Cortisol
Nebenniere

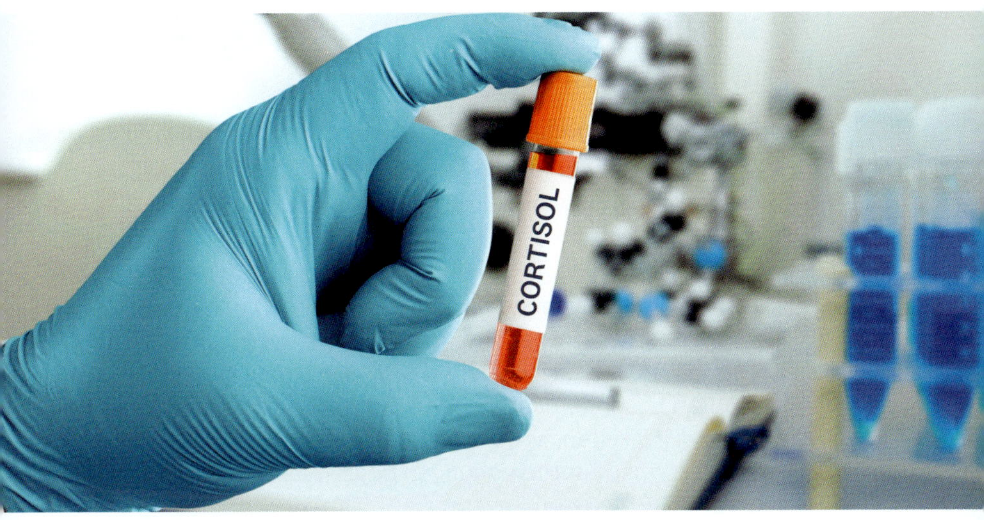

Als Ratten nachts einer körperlichen Belastung ausgesetzt wurden, sank ihre Melatoninproduktion deutlich, während sie am Tag über das normale Maß hinaus anstieg. Als dieser Test später an sechs gesunden Männern im Alter von 28 bis 33 Jahren überprüft wurde, die nachts mit Höchstleistung Rad fuhren, sank auch bei ihnen der nächtliche Melatoninspiegel. Stattdessen produzierten sie mehr Cortisol, und zwar bereits, bevor der Melatoninspiegel sank.[110] Es ist zwar nicht davon auszugehen, dass viele Menschen in der Nacht mit höchster Power Rad fahren, aber eines zeigt dieses Experiment deutlich: Zwischen Stress (Cortisol) und Melatonin gibt es einen klaren Zusammenhang, der in der Lage ist, die biologische Uhr und damit den Schlaf durcheinanderzubringen.

Melatonin und SARS-CoV-2 – aktuelle Forschung

Die besonderen Eigenschaften von Melatonin stellen eine überzeugende Voraussetzung für die Vorbeugung und Behandlung von Covid-19 und anderen viralen Erkrankungen dar:

- Virusinfektionen erzeugen oxidativen Stress, durch den Nervenzellen absterben und das Immunsystem an wichtigen Stellen unterbrochen wird. Melatonin schützt die Zellen besonders intensiv vor Zerstörung. Viren suchen Wirtszellen, in die sie eindringen und sich vermehren können. Untersuchungen deuten darauf hin, dass SARS-CoV-2 den Rezeptor ACE2 auf der Oberfläche der Zellen dafür benutzt. Besonders viele ACE2-Rezeptoren finden sich in der Schleimhaut von Nase und Rachen, in der Lunge, im Herz, den Nieren und im Darmtrakt. Melatonin hemmt den ACE2-Rezeptor und blockiert die Andockversuche des Virus, das sich dadurch viel langsamer oder überhaupt nicht ausbreiten kann.
- Zytokine spielen eine zentrale Rolle bei einer Infektion mit SARS-CoV-2. Durch eine Überreaktion der Immunabwehr kann es zu einem Zytokinsturm mit gefährlichen Folgen wie einer lebensbedrohlichen Lungenentzündung bis hin zu Lungenversagen kommen. Bei einem Zytokinsturm werden nicht nur Erreger, sondern auch gesunde

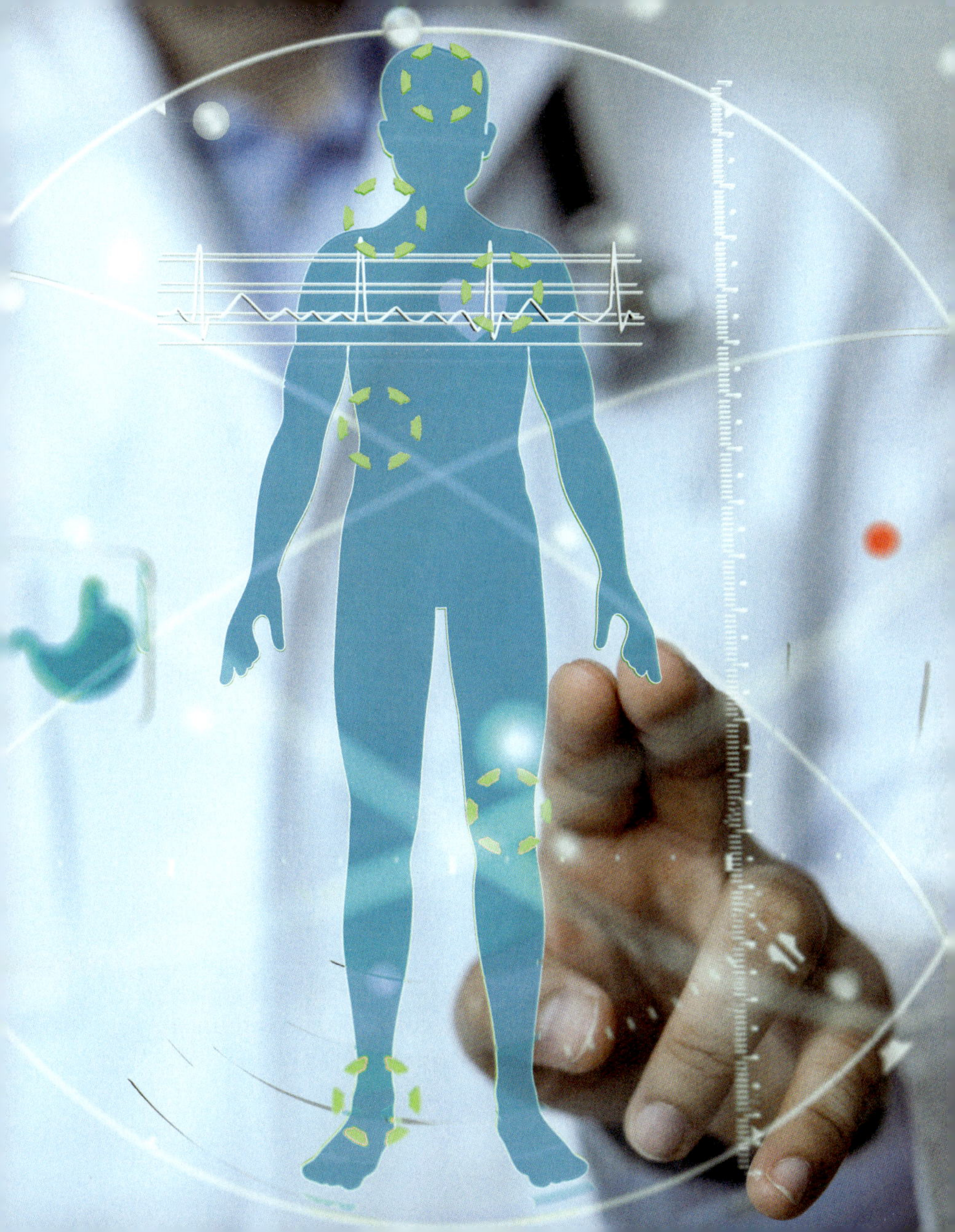

Zellen angegriffen. Melatonin kann sowohl entzündungshemmende Immunzellen (TH1) als auch entzündungsfördernde Immunzellen (TH2) aktivieren und die Zytokinproduktion verringern.

- Bei einem Zytokinsturm werden große Mengen freier Radikale gebildet, die die Zellen angreifen und heftige Entzündungen hervorrufen. Melatonin ist ein starkes Antioxidans, das nicht nur Entzündungen verringert, sondern auch Zellen und Mitochondrien intensiv schützt. Außerdem aktiviert das Hormon die Produktion weiterer kraftvoller Radikalfänger wie Glutathion.
- Melatonin wirkt vorbeugend. Die antioxidative Wirkung hindert Viren daran, sich im Körper zu vermehren. Mehrere Studien deuten darauf hin, dass Coronaviren sich in den Mitochondrien festsetzen, ihre Funktion verändern und die natürliche Immunität der Betroffenen außer Kraft setzen. Melatonin reguliert die Vorgänge in der Zelle und schützt sie vor dem Befall durch Viren.[111,112,113]
- Altersbedingt sinkt die natürliche Melatoninproduktion, wodurch das Erkrankungsrisiko steigt, vor allem wenn ohnehin Autoimmunerkrankungen wie Diabetes Typ 2 vorhanden sind. Ein höherer Melatoninspiegel kann dieses Risiko deutlich senken.
- Bei Intensivpatienten reduziert Melatonin die Durchlässigkeit der Gefäße sowie Angstzustände und verbessert die Schlafqualität. Laut einer Studie vom Oktober 2020

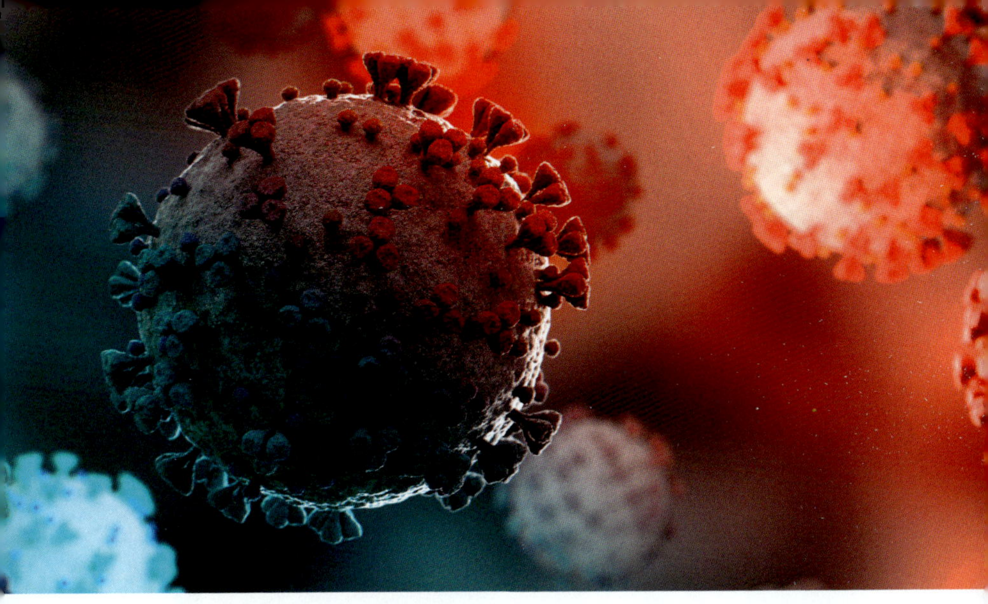

haben Patienten, die beatmet werden, deutlich höhere Chancen, gesund zu werden. Wurde nach der Beatmung weiterhin Melatonin verabreicht, stiegen die Aussichten auf Gesundung weiter.[114]

- Covid-19 und andere Virusinfektionen können neurologische Störungen verursachen, indem sie die Zellen angreifen und die Arbeit des Immunsystems unterbrechen, was zum Tod von Nervenzellen führt. In einer im Januar 2021 veröffentlichten Übersichtsstudie wurden die aktuellen, sehr positiven Ergebnisse zu Melatonin bei neurologischen Folgeerkrankungen zusammengefasst.[115]
- Melatonin ist ein aussichtsreiches Mittel zur begleitenden Behandlung einer Sepsis.[116]

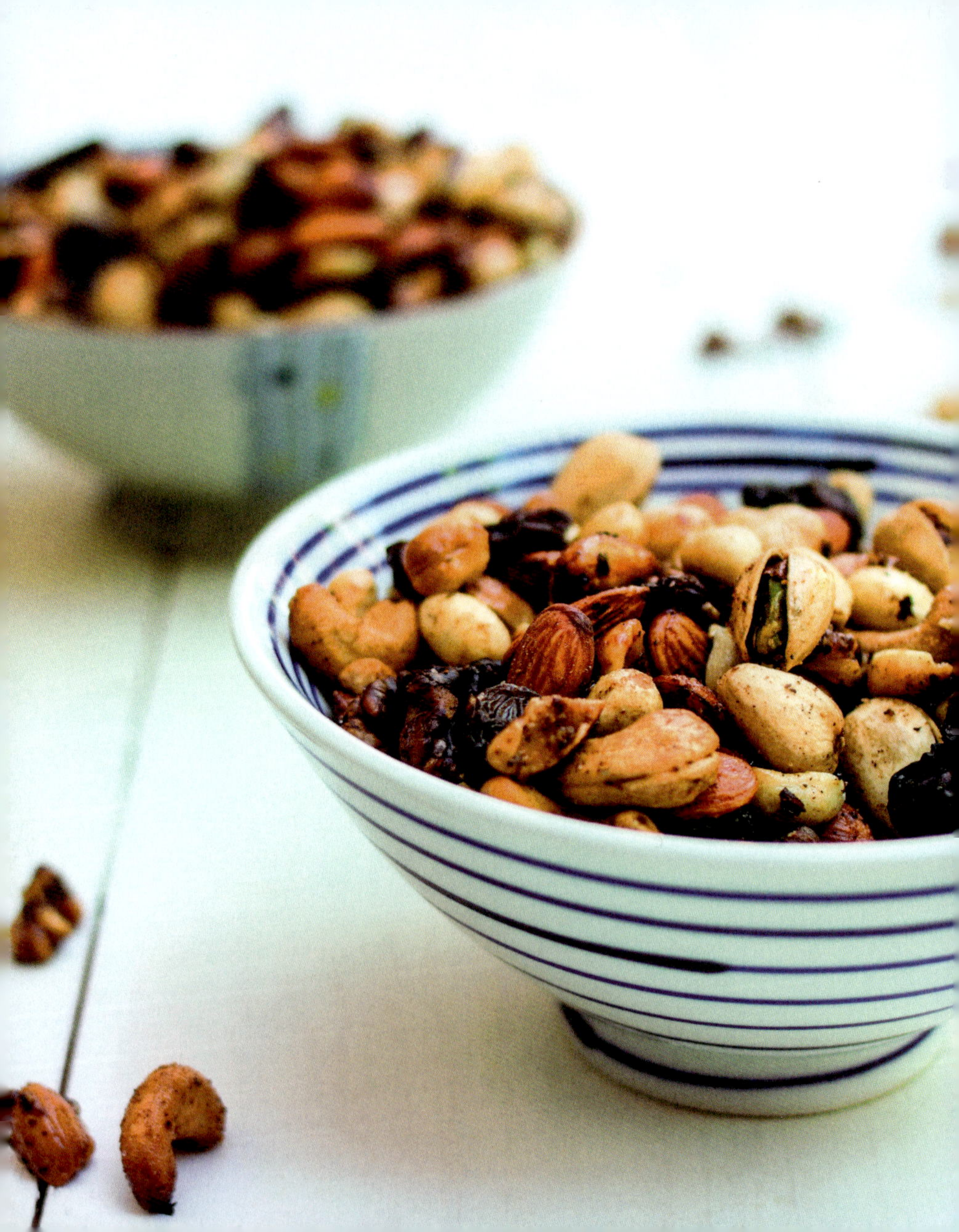

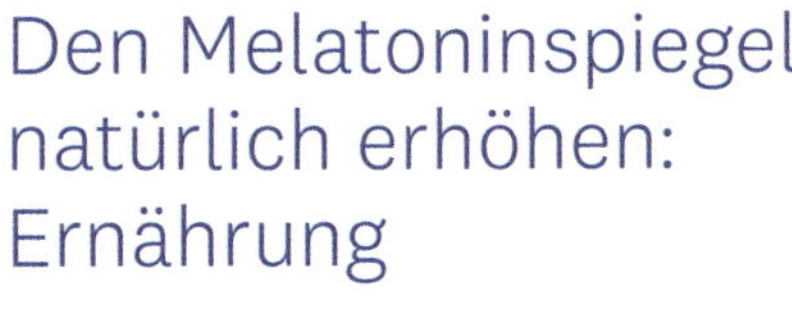

Den Melatoninspiegel natürlich erhöhen: Ernährung

Lebensmittel wie Kirschen, Bananen, Trauben, Reis, Getreide, frische Kräuter, Tomaten, Olivenöl und Wein enthalten Melatonin. Besonders Nüsse und getrocknete Früchte weisen viel davon auf. Ernährung ist allerdings nicht der einzige Weg, auf den Melatoninspiegel Einfluss zu nehmen. Ebenso unterstützt auch die umgekehrte Variante in Form von Ernährungsbeschränkungen und Intervallfasten die Bildung. Einfach mal an ein oder zwei Abenden nichts essen oder das Frühstück ausfallen lassen, das regt die Melatoninbildung an und hilft den Zellen, sich selbst zu säubern (Autophagie).

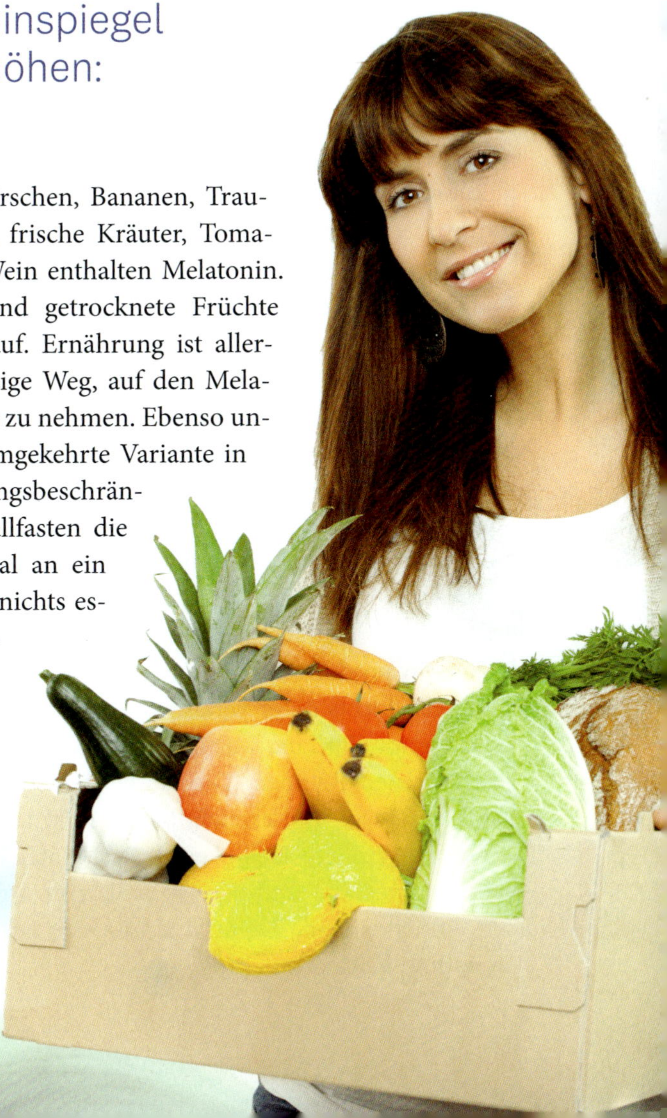

Sonnenlicht regt die Melatoninproduktion an

Gönnen Sie sich Zeit im Freien. Tageslicht, das ja nichts anderes ist als Sonnenlicht in unterschiedlicher Intensität, verstärkt die Produktion von Serotonin. Der als »Glückshormon« bekannte Neurotransmitter macht wach, aktiv und erzeugt Wohlbefinden während des Tages. In der Nacht wird er für die Produktion von Melatonin gebraucht. Wer sich zu Hause vergräbt und wenig hinausgeht, wird irgendwann mit einem gestörten Biorhythmus und Schlafstörungen rechnen müssen.

In seinem Buch *Melatonin* berichtet Prof. Dr. Russell J. Reiter über eine finnische Studie, die bereits 1988 durchgeführt wurde. Die Versuchstiere wurden entweder Neonlicht oder natürlichem Sonnenlicht ausgesetzt. Die Zeit im Hellen beziehungsweise im Dunkeln war bei beiden Gruppen gleich lang. Nach einer Woche wurde der Melatoninspiegel gemessen, mit dem Ergebnis, dass die Tiere, die Sonnenlicht bekommen hatten, nachts deutlich mehr Melatonin produzierten. Die Forscher machten die Helligkeit des jeweiligen Lichts dafür verantwortlich. Das verwendete Neonlicht lieferte etwa 400 Lux, was ohnehin heller ist als die Helligkeit in geschlossenen Räumen. Die Stärke des Sonnenlichts variiert im Laufe des Tages und erreicht bis zu 3000 Lux, also eine mehr als siebenfach größere Helligkeit.[117] Im Winter erreicht uns weniger helles Sonnenlicht und der Tag ist kürzer. Dieser (je nach Wohnort) einschneidende Unterschied ist eine Erklärung für die sogenannte Winterdepression.[118]

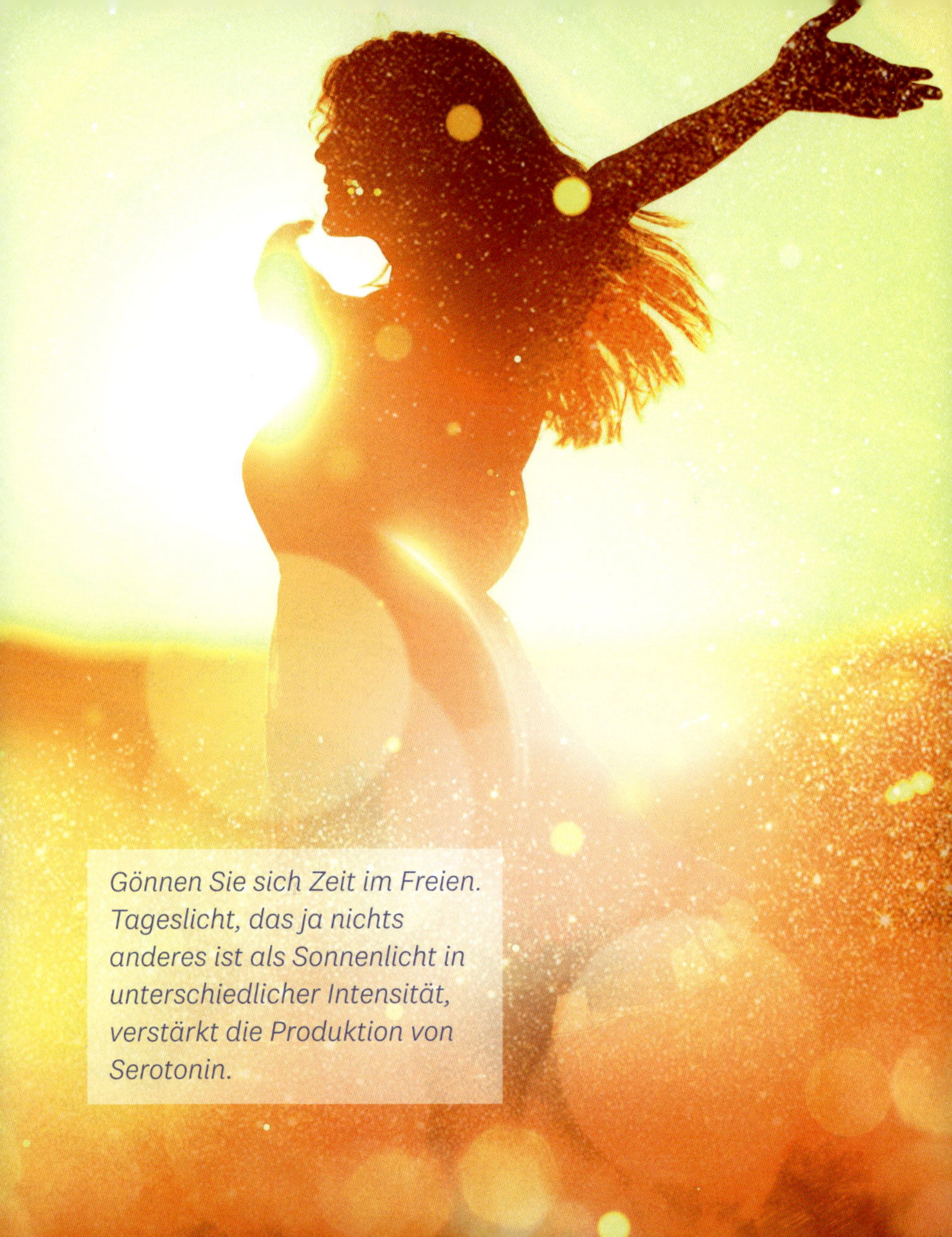

Gönnen Sie sich Zeit im Freien. Tageslicht, das ja nichts anderes ist als Sonnenlicht in unterschiedlicher Intensität, verstärkt die Produktion von Serotonin.

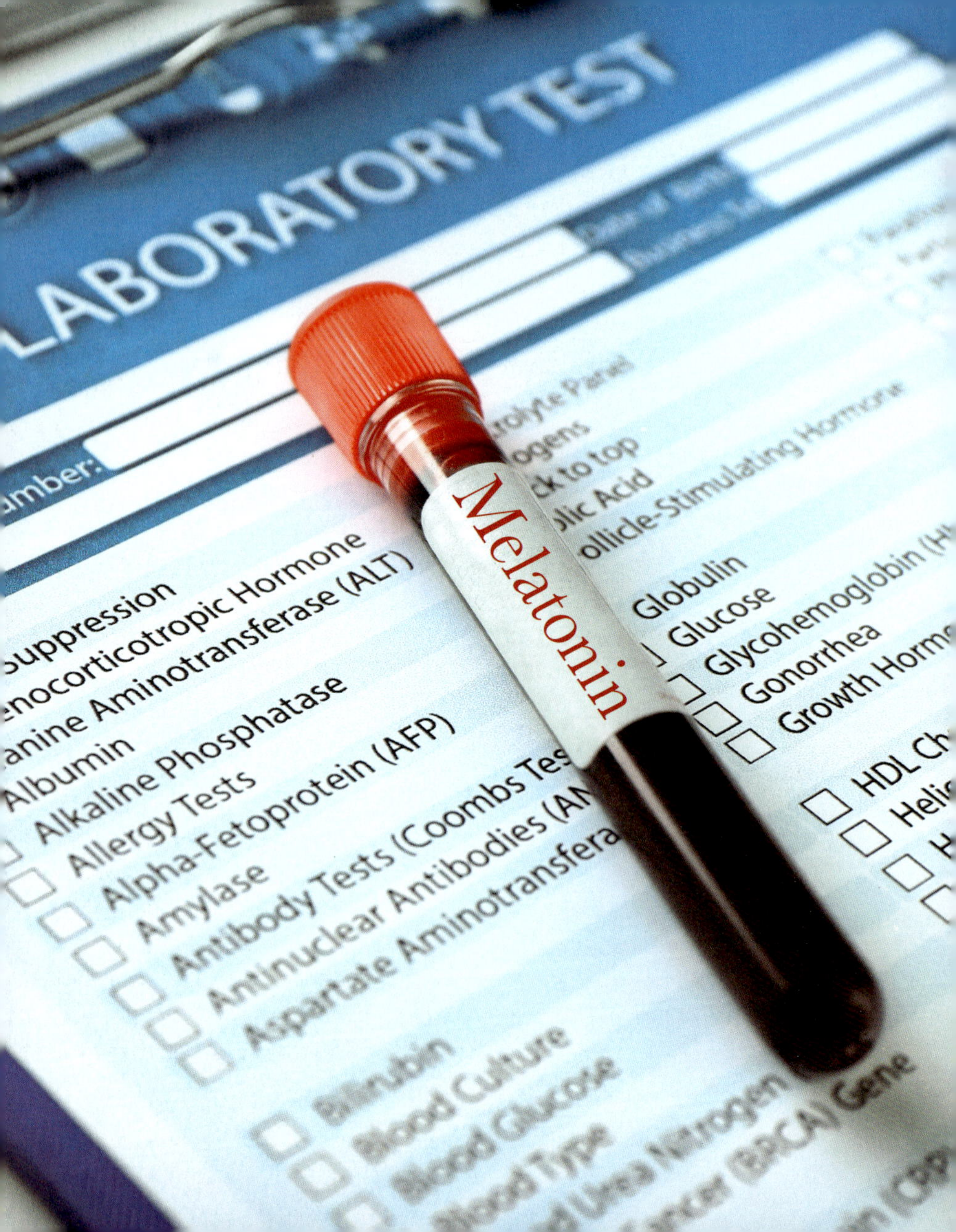

LABORATORY TEST
Melatonin
Albumin
Alkaline Phosphatase
Allergy Tests
Alpha-Fetoprotein (AFP)
Amylase
Antinuclear Antibodies
Aspartate Aminotransfera
Globulin
Glucose
Gonorrhea
Glycohemoglobin
Follicle-Stimulating Hormone
Alanine Aminotransferase (ALT)
Adrenocorticotropic Hormone
Blood Culture
Blood Type

Den Melatoninspiegel messen

Den Melatoninspiegel kann man auf drei Arten messen: im Blut, im Urin und im Speichel. Blut muss von einem Arzt oder Heilpraktiker abgenommen werden, für Urin und Speichel gibt es Tests, die man im Internet kaufen kann. Das Ergebnis wird an ein Labor geschickt und einige Zeit später erhält man das Ergebnis. Als normal gilt ein Melatoninspiegel mit einem Durchschnittswert von 10 Pikogramm pro Milliliter am Tag und 100 Pikogramm pro Milliliter in der Nacht. Dabei ist zu beachten, dass die meisten Menschen tagsüber in der Regel einen Wert von circa 10 Pikogramm pro Milliliter aufweisen, während sich in der Nacht von Mensch zu Mensch große Unterschiede zeigen. Es ist deshalb sinnvoll, den Spiegel auch nachts über den Urin oder den Speichel zu messen.

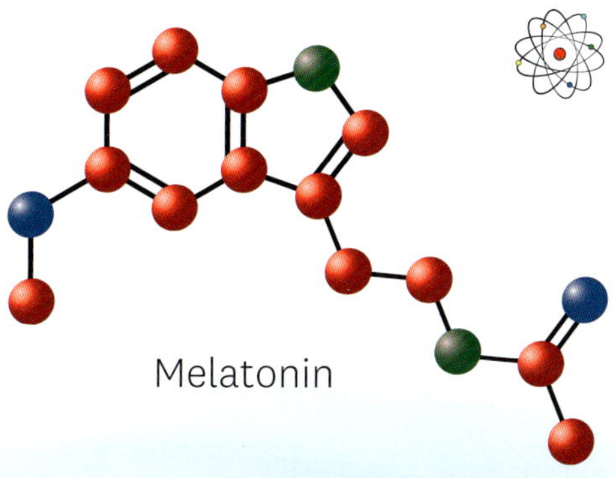

Melatonin

Einnahme, Dosierung, Nebenwirkungen

Wann einnehmen?

Die beste Zeit, um Melatonin einzunehmen, ist 30 Minuten bis eine Stunde, bevor man schlafen möchte. Nehmen Sie Melatonin nicht am Tag, da es müde macht und die Energie sowie die Konzentrationsfähigkeit herabsetzt. Nicht umsonst stellt der Körper die Melatoninproduktion bei Tageslicht ein und wechselt zu aktivierenden Hormonen wie Serotonin, Dopamin und Cortisol.

Häufig wird darauf hingewiesen, dass Melatonin eine kurze Halbwertzeit hat. Das bedeutet, dass es relativ schnell abgebaut wird – im Normalfall nach 30 Minuten bis maximal einer Stunde. Das schmälert jedoch nicht seine Wirkung, denn es wird in seine Metaboliten umgebaut, die ebenfalls intensive gesundheitliche Wirkungen im Körper haben.

Wie viel einnehmen?

Bisher gibt es keine einheitlichen Richtlinien für die Einnahme und vielleicht wird es sie in der gewohnten Form wie sonst für Medikamente üblich auch nie geben, denn Melatonin ist ein lebendiger, intelligenter Stoff, der sich an die Gegebenheiten anpasst und die optimale Reaktion auslöst. Die Dosis hängt außerdem davon ab, wie die ganz individuelle Ausgangssituation beim jeweiligen Anwender aussieht. Der Melatoninspezialist Prof. Dr. Russell J. Reiter berich-

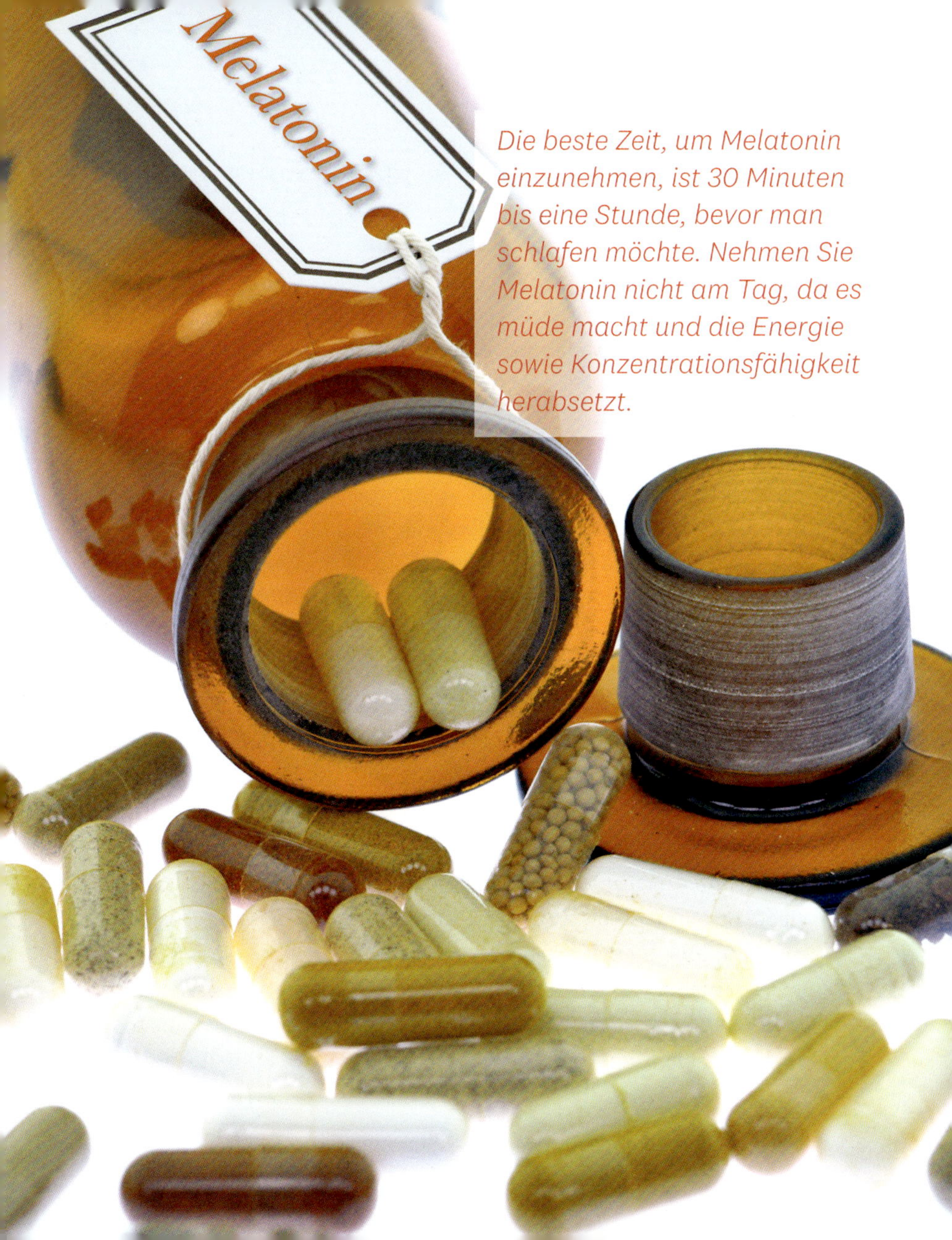

Die beste Zeit, um Melatonin einzunehmen, ist 30 Minuten bis eine Stunde, bevor man schlafen möchte. Nehmen Sie Melatonin nicht am Tag, da es müde macht und die Energie sowie Konzentrationsfähigkeit herabsetzt.

tet, dass er täglich 1 Milligramm Melatonin einnimmt. Angefangen hat er bereits in jungen Jahren, sodass er auch jetzt, im Alter, kaum mehr braucht. Je später ein Mensch mit der Einnahme beginnt, desto größer ist die Wahrscheinlichkeit, dass zumindest für einen längeren Zeitraum eine höhere Dosis gebraucht wird, zum Beispiel 6 Milligramm. Auch 10 Milligramm wurden in Untersuchungen positiv bewertet, vor allem für ältere Menschen.[119] Wer nicht bei 6 Milligramm einsteigen will, kann mit 1 Milligramm beginnen, die Wirkung prüfen, dann auf 3 und schließlich auf 6 Milligramm erhöhen. Wer möchte, kann die Dosis nach einigen Wochen oder Monaten versuchsweise reduzieren.

3 Milligramm Melatonin werden in der Regel gut vertragen und verhelfen zu einem tiefen und entspannten Schlaf. Melatonin wird im Körper relativ rasch in seine Metaboliten umgebaut, die ebenfalls für Schlaf, Zellschutz und zahlreiche weitere Funktionen wichtig sind. Wie lange Melatonin selbst erhalten bleibt, hängt neben individuellen Faktoren wie Stoffwechsel und Alter von der Menge ab, die eingenommen wird.

Kann hochdosiertes Melatonin tödlich sein?

Tausende Menschen haben an klinischen Studien mit Melatonin in unterschiedlicher Dosierung teilgenommen – ohne klinisch relevante Nebenwirkungen. Für jedes Medikament suchen Wissenschaftler im Tierversuch zuerst die Dosis, bei der 50 Prozent der Testtiere sterben. Das Erstaunliche ist, dass es bis heute nicht gelungen ist, eine solche Dosis für Melatonin zu finden. Das bedeutet, es ist unmöglich, ein Tier mit Melatonin zu töten – ein höchst ungewöhnliches Ergebnis, wenn man es mit anderen Substanzen vergleicht. Melatonin macht schläfrig. Da es nachts eingenommen wird, kann das nicht als Nebenwirkung bezeichnet werden. Während des Tages kann die Einnahme die Reaktionsfähigkeit verzögern, aber dafür sind Melatoninpräparate ja auch nicht gedacht.

Forschungsergebnisse

2020 untersuchten Forscher, ob Melatonin toxisch ist und welche Nebenwirkungen es hat. Vierzig Teilnehmer erhielten 28 Tage lang entweder 10 Milligramm Melatonin oder ein Placebo. In der Melatoningruppe verkürzte sich die Einschlafphase deutlich, ansonsten wurden keine Unterschiede gemessen. Die Häufigkeit und die Stärke, mit der einige über Nebenwirkungen berichteten, war in beiden Gruppen gleich, sodass diese nicht Melatonin zugeschrieben werden können.[120] In einer anderen Studie bekamen die Teilnehmer intravenöses Melatonin in Dosen von 10 Milligramm, 100 Milligramm beziehungsweise ein Placebo verabreicht. Es wurden keine Unterschiede in Beruhigung und Schlaf zwischen den Gruppen festgestellt, und es gab keine schädlichen Reaktionen.[121] Ebenso wurde die Menge von 1000 Milligramm über einen Zeitraum von 4 Wochen getestet. Melatonin hellte Überpigmentierungen der Haut auf, zeigte aber keine Wirkung bei normaler Pigmentierung. Alle Teilnehmer fühlten sich benommen, aber bei den Untersuchungen von Augen, Leber, Nieren und des Knochenmarks ergaben sich keine Anzeichen für eine Schädlichkeit.[122]

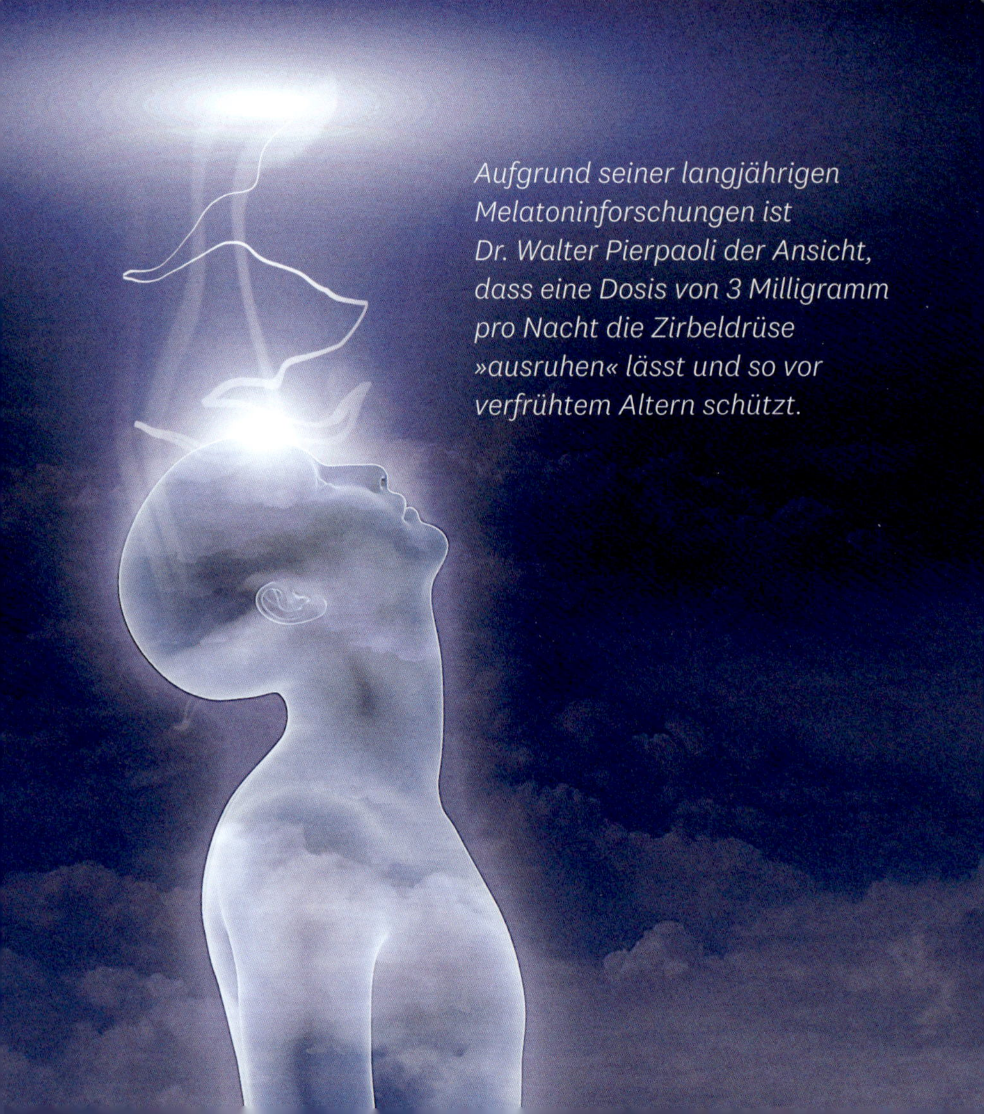
Aufgrund seiner langjährigen Melatoninforschungen ist Dr. Walter Pierpaoli der Ansicht, dass eine Dosis von 3 Milligramm pro Nacht die Zirbeldrüse »ausruhen« lässt und so vor verfrühtem Altern schützt.

Gibt es Nebenwirkungen?

Nebenwirkungen, die allerdings sehr selten auftreten, können sein: intensives Traumleben bis hin zu Albträumen, Benommenheit, Schwindel, stärkeres Schwitzen, Kopfschmerzen und Reizbarkeit. Melatonin wird schnell abgebaut und wirkt am folgenden Tag nicht nach. Das Risiko einer herabgesetzten Reaktionsfähigkeit am folgenden Tag ist daher sehr gering und tritt im Normalfall nur ein, wenn Sie Melatonin in den frühen Morgenstunden einnehmen.

Verringert die Einnahme die Melatoninproduktion der Zirbeldrüse?

Die Einnahme von Melatonin bewirkt nicht, dass die Zirbeldrüse in ihrer Aktivität nachlässt und immer weniger eigenes Melatonin produziert. Zusätzliches Melatonin verbessert den Schlaf, wodurch die biologische Uhr wieder ins Lot kommen kann. Das kommt auch der Zirbeldrüse zugute, die heutzutage hohen Belastungen ausgesetzt ist. Wenn das eingenommene Melatonin abgebaut ist, läuft die körpereigene Produktion an, solange es noch dunkel ist, und sie funktioniert dann in der Regel besser als vorher. Aufgrund seiner langjährigen Melatoninforschungen ist Dr. Walter Pierpaoli der Ansicht, dass eine Dosis von 3 Milligramm pro Nacht die Zirbeldrüse »ausruhen« lässt und so vor verfrühtem Altern schützt. Eine aktive Zirbeldrüse verlangsamt insgesamt die Alterungsprozesse im Körper.

Wechselwirkungen mit Medikamenten

Melatonin kann die Wirkung mancher Medikamente abschwächen. Dazu zählen Benzodiazepine, Makrolidantibiotika, Blutdrucksenker, Antihistaminika und Statine. Das Antidepressivum Fluvoxamin hemmt den Abbau von Melatonin so stark, dass die Kombination vermieden werden sollte. Die Medikamente gegen Schuppenflechte wie 5- oder 8-Methoxypsoralen und Tacrolimus, das die Immunantwort beeinflusst, können den Melatoninspiegel erhöhen. Das Gleiche gilt für die Einnahme von Östrogenen, die in der Antibabypille enthalten sind, oder bei einer Hormonersatztherapie. Rauchen beschleunigt den Abbau ebenso wie Epilepsiemedikamente und Tuberkulosemittel wie Rifampicin. Alkohol am Abend verringert die Melatoninwirkung während des Schlafs.[123]

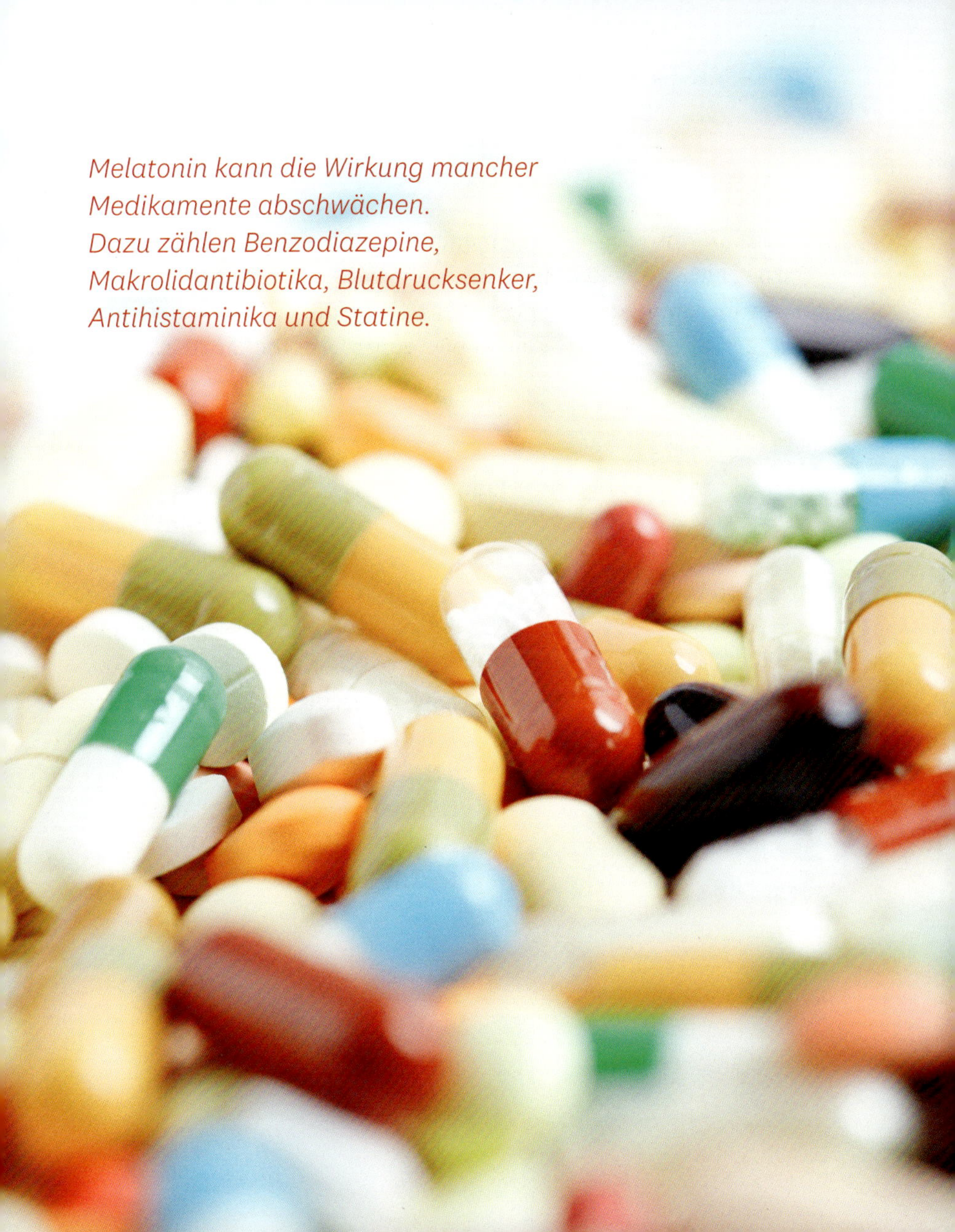

Melatonin kann die Wirkung mancher Medikamente abschwächen. Dazu zählen Benzodiazepine, Makrolidantibiotika, Blutdrucksenker, Antihistaminika und Statine.

Zwölf Gründe, warum Melatonin die Basis für Ihre Gesundheit ist

1. Melatonin reguliert den Tag-Nacht-Rhythmus unseres Körpers, löst die jeweils notwendigen Vorgänge aus und taktet so unsere inneren Uhren.
2. Melatonin löst eine Radikalfängerkaskade aus und entfaltet den stärksten Zellschutz, den wir kennen.
3. Melatonin hilft beim Einschlafen und verbessert die Schlafqualität.
4. Melatonin macht lebenswichtige Abläufe wie Regenerations- und Reparaturprozesse während der Nacht möglich, indem es den Schlaf verbessert und Regenerationsprozesse einleitet.
5. Melatonin wirkt an den wichtigsten Schaltstellen des Körpers: in den Zellen, im Hormonsystem, im Nervensystem, im Immunsystem und in allen Organen.
6. Melatonin schützt das Herz-Kreislauf-System.
7. Melatonin ist der wichtigste Schutz für die Mitochondrien, die Energiekraftwerke in unseren Zellen.
8. Melatonin ist ein intelligentes Molekül, das je nach Bedarf unterschiedlich wirkt. Das zeigt sich zum Beispiel im Immunsystem und beim Alterungsprozess.
9. Melatonin fördert die optimale Immunantwort, indem es überschießende Reaktionen verringert und zu schwache stärkt.

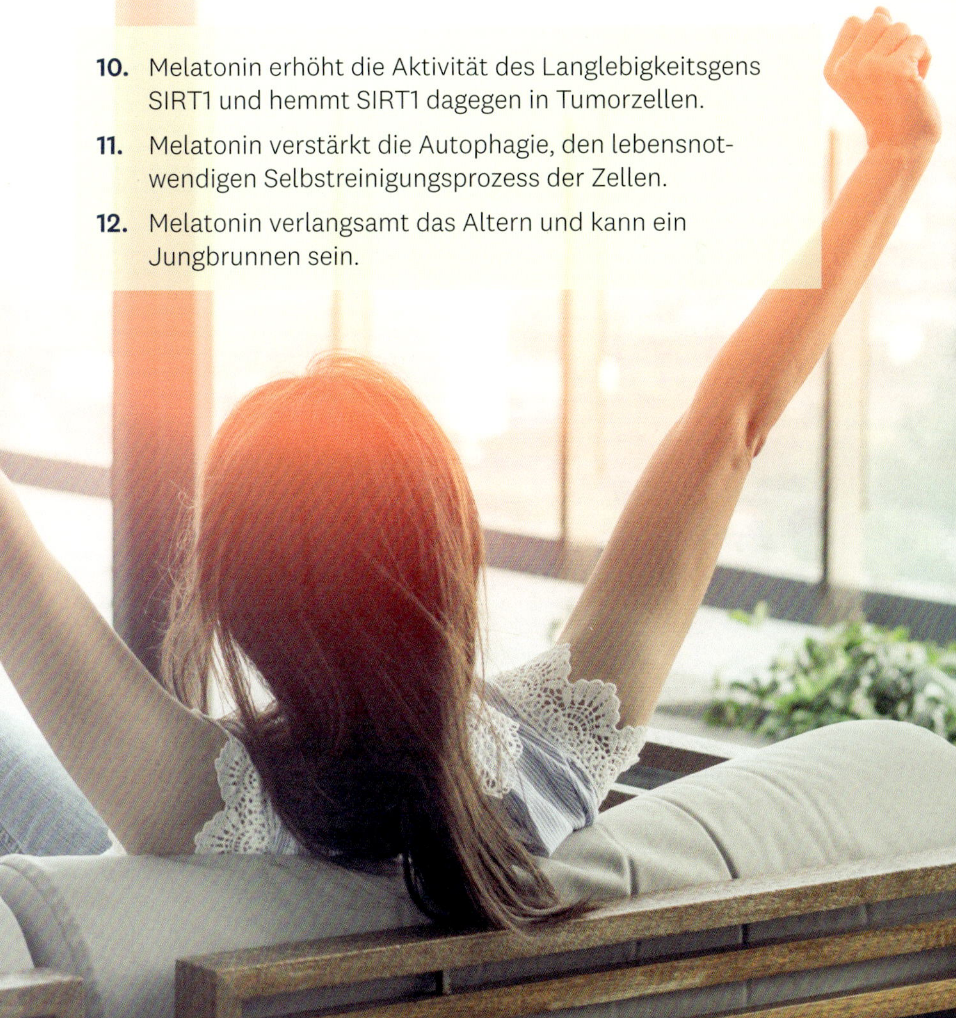

10. Melatonin erhöht die Aktivität des Langlebigkeitsgens SIRT1 und hemmt SIRT1 dagegen in Tumorzellen.
11. Melatonin verstärkt die Autophagie, den lebensnotwendigen Selbstreinigungsprozess der Zellen.
12. Melatonin verlangsamt das Altern und kann ein Jungbrunnen sein.

Quellen und weiterführende Literatur

Edinger, Prof. Dr. Enrico: *Zirbeldrüse in Gefahr*. Machern 2019.

Fauteck, Dr. Jan Dirk: *The Magic of Melatonin: How this Amazing Hormone Will Help You Sleep, Reduce Pain, Relieve Anxiety, Slow Aging, and Much More*. New York, USA 2019.

Mercola, Dr. Joseph: *EMF – Elektromagnetische Felder: Schützen Sie sich jetzt vor den heimlichen Gefahren, die von 5G, WLAN und Mobiltelefonen ausgehen*. Rottenburg 2020.

Metzner, Ralf: *Die Kröte und der Jaguar: Erfahrungsberichte zur Erforschung einer visionären Medizin – Bufo alvarius und 5-MeO-DMT*. Solothurn 2015.

Müller-Ebeling, Claudia: *Ayahuasca – Rituale, Zaubertränke und visionäre Kunst aus Amazonien*. Fellbach 2006.

Pierpaoli, Walter: *Melatonin – Schlüssel zu ewiger Jugend, Gesundheit und Fitneß*. München 1996.

Reiter, Russell J.: *Melatonin – Die neue Waffe gegen Alter und Krankheit*. München 1996.

Rosenberg, Jacob; Gögenur, Ismail: *Melatonin in Health and Disease*. CreateSpace Independent Publishing Platform 2015.

Shoja, MM, Hoepfner, LD, Agutter, PS, et al.: »History of the pineal gland«. *Childs Nerv Syst,* 2016; 32**,** Seite 583–586.

Strassman, Rick: *DMT: Das Molekül des Bewusstseins. Zur Biologie von Nahtod-Erfahrungen und mystischen Erlebnissen*. Fellbach 2004.

Warnke, Ulrich: *Die Öffnung des 3. Auges*. München 2019.

Warnke, Ulrich: *Bionische Regeneration*. München 2017.

Anmerkungen

Alle hier aufgeführten Links waren bei Redaktionsschluss aufrufbar. Sollte dies bei Drucklegung nicht mehr der Fall sein, kann der entsprechende Link in der Regel beim Internetarchiv (*http://archive.org/web/*) gefunden werden.

1 Fournier I, Ploye F, Cottet-Emard JM et al.: »Folate deficiency alters melatonin secretion in rats«. *J Nutr.*, September 2002; 132(9): 2781–2784.

2 Peuhkuri K, Sihvola N, Korpela R: »Dietary factors and fluctuating levels of melatonin«. *Food Nutr Res.*, 2012; 56: 10.3402/fnr.v56i0.17252.

3 Arendt J: »Melatonin: Countering Chaotic Time Cues«. *Front Endocrinol.* (Lausanne), 16. Juli 2019; 10: 391.

4 Reiter RJ, Mayo JC, Tan D-X et al.: »Melatonin as an antioxidant: under promises but over delivers«. *J Pineal Res.*, 2016; 61(3): 253–278.

5 Carrillo-Vico A, Lardone PJ, Álvarez-Sánchez N et al.: »Melatonin: buffering the immune system«. *Int J Mol Sci.*, 22. April 2013; 14(4): 8638–8683.

6 Reiter RJ, Tamura H, Tan DX et al.: »Melatonin and the circadian system: contributions to successful female reproduction«. *Fertil Steril.*, August 2014; 102(2): 321–328.

7 Cain SW, McGlashan EM, Vidafar P et al.: »Evening home lighting adversely impacts the circadian system and sleep«. *Sci Rep.*, 5. November 2020; 10(1): 19110.

8 Rea MS, Nagare R, Figueiro MG: »Predictions of melatonin suppression during the early biological night and their implications for residential light exposures prior to sleeping. *Sci Rep.*, August 2020; 10(1): 14114.

9 Xie Z, Chen F, Li WA et al.: »A review of sleep disorders and melatonin«. *Neurol Res.*, Juni 2017; 39(6): 559–565.

10 Fatemeh G, Sajjad M, Niloufar R et al.: »Effect of melatonin supplementation on sleep quality: a systematic review and meta-analysis of randomized controlled trials«. *J Neurol.*, 8. Januar 2021.

11 Reiter RJ, Mayo JC, Tan DX et al.: »Melatonin as an antioxidant: under promises but over delivers«. *J Pineal Res.*; Oktober 2016; 61(3): 253–278.

12 Hamann, Brigitte: *Aminosäuren*. Rottenburg 2018.

13 Swiderska-Kołacz G, Klusek J, Kołataj A: »The effect of melatonin on glutathione and glutathione transferase and glutathione peroxidase activities in the mouse liver and kidney in vivo«. *Neuro Endocrinol Lett.*, Juni 2006; 27(3): 365–368.

14 Tan DX, Manchester LC, Terron MP et al.: »One molecule, many derivatives: a never-ending interaction of melatonin with reactive oxygen and nitrogen species?« *J Pineal Res.*, Januar 2007; 42(1): 28–42.

15 Tan DX, Manchester LC, Qin L et al.: »Melatonin: A Mitochondrial Targeting Molecule Involving Mitochondrial Protection and Dynamics«. *Int J Mol Sci.*, 16. Dezember 2016; 17(12): 2124.

16 Paradies G, Paradies V, Ruggiero FM et al.: »Protective role of melatonin in mitochondrial dysfunction and related disorders«. *Arch Toxicol.*, Juni 2015; 89(6): 923–939.

17 Srinivasan V, Spence VD, Pandi-Perumal SR et al.: »Melatonin in mitochondrial dysfunction and related disorders«. *Int J Alzheimers Dis.*, 2011; 2011: 326320.

18 Paradies G, Petrosillo G, Paradies V et al.: »Melatonin, cardiolipin and mitochondrial bioenergetics in health and disease«. *J Pineal Res.* 2010; 48(4): 97–310.

19 Acuña-Castroviejo D, Escames G, Rodríguez MI et al.: »Melatonin role in the mitochondrial function«. *Front Biosci*, Februar 2007, 12(3): 947–963.

20 Chang HM, Wu UI, Lan CT: »Melatonin preserves longevity protein (sirtuin 1) expression in the hippocampus of total sleep-deprived rats«. *J Pineal Res.*, Oktober 2009; 47(3): 211–220.

21 Liu L, Chen H, Jin J et al.: »Melatonin ameliorates cerebral ischemia/reperfusion injury through SIRT3 activation«. *Life Sci.*, 15. Dezember 2019; 239: 117036.

22 Shin NR, Ko JW, Kim JC et al.: »Role of melatonin as an SIRT1 enhancer in chronic obstructive pulmonary disease induced by cigarette smoke«. *J Cell Mol Med.*, Januar 2020; 24(1): 1151–1156.

23 Merlo S, Luaces JP, Spampinato SF et al.: »SIRT1 Mediates Melatonin's Effects on Microglial Activation in Hypoxia: In Vitro and In Vivo Evidence«. *Biomolecules*, 27. Februar 2020; 10(3): 364.

24 Reiter RJ, Tan DX, Rosales-Corral S et al.: »Melatonin Mitigates Mitochondrial Meltdown: Interactions with SIRT3«. *Int J Mol Sci.*, 18. August 2018; 19(8): 2439.

25 Luo F, Sandhu AF, Rungratanawanich W et al.: »Melatonin and Autophagy in Aging-Related Neurodegenerative Diseases«. *Int J Mol Sci.*, 28. September 2020; 21(19): 7174.

26 Luo F, Sandhu AF, Rungratanawanich W et al.: »Melatonin and Autophagy in Aging-Related Neurodegenerative Diseases«. *Int J Mol Sci.*; 28. September 2020; 21(19): 7174.

27 Boga JA, Caballero B, Potes Y et al.: »Therapeutic potential of melatonin related to its role as an autophagy regulator: A review«. *J Pineal Res.*, 2019; 66: e12534.

28 Roohbakhsh A, Shamsizadeh A, Hayes AW et al.: »Melatonin as an endogenous regulator of diseases: The role of autophagy«. *Pharmacological Research*, 2018, 133: 265–276.

29 Ozkanlar S, Kara A, Sengul E et al.: »Melatonin Modulates the Immune System Response and Inflammation in Diabetic Rats Experimentally-Induced by Alloxan«. *Horm Metab Res.*, Februar 2016; 48(2): 137–144.

30 Reiter RJ, Calvo JR, Karbownik M et al.: »Melatonin and its relation to the immune system and inflammation«. *Ann N Y Acad Sci.*, 2000; 917: 376–386.

31 Carrillo-Vico A, Lardone PJ, Álvarez-Sánchez N et al.: »Melatonin: Buffering the Immune System«. *Int J Mol Sci.*, April 2013; 14(4): 8638–8683.

32 Lin GJ, Huang SH, Chen SJ et al.: »Modulation by Melatonin of the Pathogenesis of Inflammatory Autoimmune Diseases«. *Int J Mol Sci.*, Juni 2013; 14(6): 11742–11766.

33 Bondy SC, Campbell A: »Melatonin and Regulation of Immune Function: Impact on Numerous Diseases«. *Curr Aging Sci.*, 2020; 13(2): 92–101.

34 Szczepanik M: »Melatonin and its influence on immune system«. *J Physiol Pharmacol.*, Dezember 2007; 58 Suppl 6: 115–124.

35 Carrillo-Vico A, Lardone PJ, Álvarez-Sánchez N et al.: »Melatonin: buffering the immune system«. *Int J Mol Sci.*, 22. April 2013; 14(4): 8638–8683.

36 Farez MF, Calandri IL, Correale J et al.: »Anti-inflammatory effects of melatonin in multiple sclerosis«. *BioEssays,* Oktober 2016; 38(10): 1016–1026.

37 Taleb HAA, Alghamdi BS: »Neuroprotective Effects of Melatonin during Demyelination and Remyelination Stages in a Mouse Model of Multiple Sclerosis«. *J Mol Neurosci.*, März 2020; 70(3): 386–402.

38 Corpas R, Griñán-Ferré C, Palomera-Ávalos V: »Melatonin induces mechanisms of brain resilience against neurodegeneration«. *J Pineal Res.*, November 2018; 65(4): e12515.

39 Nous A, Engelborghs S, Smolders I: »Melatonin levels in the Alzheimer's disease continuum: a systematic review«. *Alzheimers Res Ther.*, 23. Februar 2021; 13(1): 52.

40 Pourhanifeh MH, Hosseinzadeh A, Dehdashtian E et al.: »Melatonin: new insights on its therapeutic properties in diabetic complications«. *Diabetol Metab Syndr.*, 16. April 2020; 12, 30.

41 Rodrigues SC, Pantaleão L, Lellis-Santos C et al.: »Increased corticosterone levels contribute to glucose intolerance induced by the absence of melatonin«. *Feder Am Soc Exp Biol.*, 1. April 2013; 2013: 1161.

42 Sun H, Wang X, Chen J et al.: »Melatonin treatment improves insulin resistance and pigmentation in obese patients with acanthosis nigricans«. *Int J Endocrinol.*, 12. März 2018; 2018: 2304746.

43 Rezvanfar MR, Heshmati G, Chehrei A et al.: »Effect of bedtime melatonin consumption on diabetes control and lipid profile«. *Int J Diabetes Dev Count.*, 2017; 37(1): 74–77.

44 Espino J, Rodriguez AB, Pariente JA: »Melatonin and oxidative stress in the diabetic state: clinical implications and potential therapeutic applications«. *Curr Med Chem.*, 2019; 26(22): 4178–4190.

45 Ergenc M, Ozacmak HS, Turan I et al.: »Melatonin reverses depressive and anxiety like-behaviours induced by diabetes: involvement of oxidative stress, age, rage and S100B levels in the hippocampus and prefrontal cortex of rats«. *Arch Physiol Biochem.*, 15. November 2019; 1–9.

46 Doosti-Irani A, Ostadmohammadi V, Mirhosseini N et al.: »Correction: the effects of melatonin supplementation on glycemic control: a systematic review and meta-analysis of randomized controlled trials«. *Hormone Metabol Res.*, 2018; 50(11): e6.

47 Aksoy N, Vural H, Sabuncu T et al.: »Effects of melatonin on oxidative–antioxidative status of tissues in streptozotocin-induced diabetic rats«. *Cell Biochem Funct.*, 2003; 21(2): 121–125.

48 Amin AH, El-Missiry MA, Othman AI: »Melatonin ameliorates metabolic risk factors, modulates apoptotic proteins, and protects the rat heart against diabetes-induced apoptosis«. *Eur J Pharmacol.*, 2015; 747: 166–173.

49 Garaulet M, Qian J, Florez J et al.: »Melatonin Effects on Glucose Metabolism: Time To Unlock the Controversy«. *Trends Endocrinol Metab.*, März 2020; 31(3): 192–204.

50 Djordjevic B, Cvetkovic T, Stoimenov TJ et al.: »Oral supplementation with melatonin reduces oxidative damage and concentrations of inducible nitric oxide synthase, VEGF and matrix metalloproteinase 9 in the retina of rats with streptozotocin/nicotinamide induced pre-diabetes«. *Eur J Pharmacol.*, 2018; 833: 290–297.

51 Ozdemir G, Ergün Y, Bakariş S, Kilinc M et al.: »Melatonin prevents retinal oxidative stress and vascular changes in diabetic rats«. *Eye* (London, England), 2014; 28(8): 1020–1027.

52 Jangra A, Datusalia AK, Khandwe S et al.: »Amelioration of diabetes-induced neurobehavioral and neurochemical changes by melatonin and nicotinamide: implication of oxidative stress – PARP pathway«. *Pharmacol Biochem Behav.*, 2013; 114–115: 43–51.

53 Holt RI, de Groot M, Golden S: »Diabetes and depression«. *Curr Diab Rep.*, 2014; 14(6): 491.

54 Azmi S, Petropoulos IN, Ferdousi M et al.: »An update on the diagnosis and treatment of diabetic somatic and autonomic neuropathy«. *F1000Res.*, Februar 2019; 8: 186.

55 Onk D, Onk OA, Turkmen K et al.: »Melatonin Attenuates Contrast-Induced Nephropathy in Diabetic Rats: the Role of Interleukin-33 and Oxidative Stress«. *Mediators Inflamm.*, 2016; 2016: 9050828.

56 Liu F, Zhang S, Xu R et al.: »Melatonin attenuates endothelial-to-mesenchymal transition of glomerular endothelial cells via regulating miR-497/ROCK in diabetic nephropathy«. *Kid Blood Press Res.*, 2018; 43(5): 1425–1436.

57 Pugazhenthi K, Kapoor M, Clarkson AN et al.: »Melatonin accelerates the process of wound repair in full-thickness incisional wounds«. *J Pineal Res.*, 2008; 44(4): 387–396.

58 Scheer FAJL, Van Montfrans GAV, van Someren, EJW et al.: »Daily nighttime melatonin reduces blood pressure in male patients with essential hypertension«. *Hypertension.*, Februar 2004; 43(2): 192–197.

59 Xia CM, Shao CH, Xin L et al.: »Effects of melatonin on blood pressure in stress-induced hypertension in rats«. *Clin Exp Pharmacol Physiol.*, Oktober 2008; 35(10): 1258–1264.

60 Jin JX, Lee S, Taweechaipaisankul A et al.: »Melatonin regulates lipid metabolism in porcine oocytes«. *J Pineal Res.*, 17. Januar 2017; 62(2): e12388.

61 Reiter RJ, Sainz RM, Lopez-Burillo S et al.: »Melatonin ameliorates neurologic damage and neurophysiologic deficits in experimental models of stroke«. *Ann N Y Acad Sci.*, Mai 2003; 993: 35–47; discussion 48–53.

62 de Courten Myers GM, Kleinholz M, Wagner KR et al.: »Stroke assessment: morphometric infarct size versus neurologic deficit«. *J Neurosci Methods.*, 1. September 1998; 83(2): 151–157.

63 Manev H, Uz T, Kharlamov A et al.: »Increased brain damage after stroke or excitotoxic seizures in melatonin-deficient rats«. *FASEB J.*, November 1996; 10(13): 1546–1551.

64 Chen HY, Hung YC, Chen TY et al.: »Melatonin improves presynaptic protein, SNAP-25, expression and dendritic spine density and enhances functional and electrophysiological recovery following transient focal cerebral ischemia in rats«. *J Pineal Res.*, Oktober 2009; 47(3): 260–270.

65 Koziróg M, Poliwczak AR, Duchnowicz P et al.: »Melatonin treatment improves blood pressure, lipid profile, and parameters of oxidative stress in patients with metabolic syndrome«. *J Pineal Res.*, April 2011; 50(3): 261–266.

66 Stoschitzky K, Sakotnik A, Lercher P et al.: »Influence of beta-blockers on melatonin release«. *Eur J Clin Pharmacol.*, April 1999; 55(2): 111–115.

67 Scheer FAJL, Morris CJ, Garcia JI et al.: »Repeated melatonin supplementation improves sleep in hypertensive patients treated with beta-blockers: a randomized controlled trial«. *Sleep.*, 1. Oktober 2012; 35(10): 1395–1402.

68 Klupińska G, Wiśniewska-Jarosińska M, Harasiuk A et al.: »Nocturnal Secretion of Melatonin in Patients with Upper Digestive Tract Disorders«. *J Physiol Pharmacol.*, November 2006; 57 Suppl 5: 41–50.

69 Werbach MR: »Melatonin for the treatment of gastroesophageal reflux disease«. *Altern Ther Health Med.*, Juli-August 2008; 14(4): 54–58.

70 Godinho-Silva C, Domingues RG, Rendas M et al.: »Light-entrained and brain-tuned circadian circuits regulate ILC3s and gut homeostasis«. *Nature*, Oktober 2019; 574(7777): 254–258.

71 Tan DX, Manchester LC, Terron MP et al.: »One molecule, many derivatives: a never-ending interaction of melatonin with reactive oxygen and nitrogen species?« *J Pineal Res.*, Januar 2007; 42(1): 28–42.

72 Head KA: »Natural therapies for ocular disorders, part two: cataracts and glaucoma«. *Altern Med Rev.*, April 2001; 6(2): 141–166.

73 Martínez-Águila A, Martín-Gil A, Carpena-Torres C et al.: »Influence of Circadian Rhythm in the Eye: Significance of Melatonin in Glaucoma«. *Biomolecules*, 24. Februar 2021; 11(3): 340.

74 Yi C, Pan X, Pierpaoli W et al.: »Effects of melatonin in age-related macular degeneration«. *Ann N Y Acad Sci.*, Dezember 2005; 1057: 384–392.

75 Chang CC, Huang TY, Chen HY et al.: »Protective Effect of Melatonin against Oxidative Stress-Induced Apoptosis and Enhanced Autophagy in Human Retinal Pigment Epithelium Cells«. *Oxid Med Cell Longev.*, 5. August 2018; 2018: 9015765.

76 Pandi-Perumal SR, BaHammam AS, Brown GM et al.: »Melatonin antioxidative defense: therapeutical implications for aging and neuro-degenerative processes«. *Neurotox Res., April* 2013; 23(3): 267–300.

77 Gupta YK, Gupta M, Kohli K: »Neuroprotective role of melatonin in oxidative stress vulnerable brain«. *Indian J Physiol Pharmacol.,* Oktober 2003; 47(4): 373–386.

78 Bubenik GA, Konturek SJ: »Melatonin and aging: prospects for human treatment«. *J Physiol Pharmacol.,* Februar 2011; 62(1): 13–19.

79 Rimmele U, Spillmann M, Bärtschi C et al.: »Melatonin improves memory acquisition under stress independent of stress hormone release«. *Psychopharmacology* (Berlin), März 2009; 202(4): 663–672.

80 TDMU: »Melatonin: Finally, a supplement that actually boosts memory«. *https://www.tmd.ac.jp/english/press-release/20201124-2/.*

81 Maldonado MD, Garcia-Moreno H, Calvo JR: »Melatonin protects mast cells against cytotoxicity mediated by chemical stimuli PMACI: possible clinical use«. *J Neuroimmunol.*, 15. September 2013; 262(1-2): 62–65.

82 Theoharides TC, Stewart JM: »Genitourinary mast cells and survival«. *Transl Androl Urol.*, Oktober 2015; 4(5): 579–586.

83 Cikler E, Ercan F, Cetinel S et al.: »The protective effects of melatonin against water avoidance stress-induced mast cell degranulation in dermis«. *Acta Histochem.*, 2005; 106(6): 467–475.

84 Megwalu UC, Finnell JE, Piccirillo JF: »The effects of melatonin on tinnitus and sleep«. *Otolaryngol Head Neck Surg.*, Februar 2006; 134(2): 210–213.

85 Hurtuk A, Dome C, Holloman CH et al.: »Melatonin: can it stop the ringing?« *Ann Otol Rhinol Laryngol.*, Juli 2011; 120(7): 433–440.

86 Merrick L, Youssef D, Tanner M et al.: »Does melatonin have therapeutic use in tinnitus?« *South Med J.*, Juni 2014; 107(6): 362–366.

87 Melatonin's role in Cancer – Talk by Russel J. Reiter, M.D. PhD. 2013. *https://www.youtube.com/watch?v=2DcLnIFXzoE.*

88 Coleman MP, Reiter RJ: »Breast cancer, blindness and melatonin«. *Eur J Cancer.*, 1992; 28(2-3): 501–503.

89 Tähkämö L, Partonen T, Pesonen AK: »Systematic review of light exposure impact on human circadian rhythm«. *Chronobiol Int.*, Februar 2019; 36(2): 151–170.

90 Tosini G, Ferguson I, Tsubota K: »Effects of blue light on the circadian system and eye physiology«. *Mol Vis.*, 24. Januar 2016; 22: 61–72.

91 Goradel NH, Asghari MH, Moloudizargari M et al.: »Melatonin as an angiogenesis inhibitor to combat cancer: Mechanistic evidence«. *Toxicol Appl Pharmacol.*, 15. November 2017; 335: 56–63.

92 Yang L, Xu H, Chen Y et al.: »Melatonin: Multi-Target Mechanism Against Diminished Ovarian Reserve Based on Network Pharmacology«. *Front Endocrinol.* (Lausanne), 19. April 2021; 12: 630504.

93 Reiter, RJ.: *Melatonin: Die neue Waffe gegen Alter und Krankheit.* München 1997.

94 Blask DE: »Melatonin, sleep disturbance and cancer risk«. *Sleep Med Rev.*, August 2009; 13(4): 257–264.

95 Song J, Ma SJ, Luo JH et al.: »Melatonin induces the apoptosis and inhibits the proliferation of human gastric cancer cells via blockade of the AKT/MDM2 pathway«. *Oncol Rep.*, April 2018; 39(4):1975–1983.

96 Benetos A, Toupance S, Gautier S et al.: »Short Leukocyte Telomere Length Precedes Clinical Expression of Atherosclerosis«. *Circ Res.*, 16. Februar 2018; 122(4): 616–623.

97 Codd V, Nelson C, Albrecht E et al.: »Identification of seven loci affecting mean telomere length and their association with disease«. *Nat Genet.*, April 2013; 45(4), 422–427.

98 Kvietkauskas M, Zitkute V, Leber B et al.: »The role of melatonin in colorectal cancer treatment: a comprehensive review«. *Ther Adv Med Oncol.*, 17. Juli 2020; 12: 1758835920931714.

99 Shafabakhsh R, Mirzaei H, Asemi Z: »Melatonin: A promising agent targeting leukemia«. *J Cell Biochem.*, April 2019; 121(4): 2730–2738.

100 Pourhanifeh MH, Hosseinzadeh A, Juybari KB et al.: »Melatonin and urological cancers: a new therapeutic approach«. *Cancer Cell Int.*, 10. September 2020; 20: 444.

101 Cos S, González A, Martínez-Campa C et al.: »Melatonin as a selective estrogen enzyme modulator«. *Curr Cancer Drug Targets.*, Dezember 2008; 8(8): 691–702.

102 Lopes J, Arnosti D, Trosko JE et al: »Melatonin decreases estrogen receptor binding to estrogen response elements sites on the OCT4 gene in human breast cancer stem cells«. *Genes Cancer*, Mai 2016; 7(5-6): 209–217.

103 Luo J, Zhang Z, Sun H et al.: »Effect of melatonin on T/B cell activation and immune regulation in pinealectomy mice«. *Life Sci.*, 1. Februar 2020; 242: 117191.

104 Lissoni P, Barni S, Mandalà M: »Decreased toxicity and increased efficacy of cancer chemotherapy using the pineal hormone melatonin in metastatic solid tumour patients with poor clinical status«. *Eur J Cancer.*, November 1999; 35(12): 1688–1692.

105 Zetner D, Andersen LPH, Rosenberg J: »Melatonin as Protection against Radiation Injury: A Systematic Review«. *Drug Res.* (Stuttgart)«, Juni 2016; 66(6): 281–296.

106 Shrestha S, Zhu J, Wang Q et al.: »Melatonin potentiates the antitumor effect of curcumin by inhibiting IKKβ/NF-κB/COX-2 signaling pathway«. *Int J Oncol.*, Oktober 2017; 51(4): 1249–1260.

107 Xu J, Huang L, Sun GP: »Urinary 6-sulfatoxymelatonin level and breast cancer risk: systematic review and meta-analysis«. *Sci Rep.*, 13. Juli 2017; 7(1), 5353.

108 Mocayar Marón FJ, Ferder L, Russel J, Reiter RJ et al.: »Daily and seasonal mitochondrial protection: Unraveling common possible mechanisms involving vitamin D and melatonin«. *J Steroid Biochem Mol Biol.*, Mai 2020; 199: 105595.

109 Gao Q, Kou T, Zhuang B et al.: »The Association between Vitamin D Deficiency and Sleep Disorders: A Systematic Review and Meta-Analysis«. *Nutrients*, 1. Oktober 2018; 10(10): 1395.

110 Monteleone P, Fuschino A, Nolfe G, Maj M: »Temporal relationship between melatonin and cortisol responses to nighttime physical stress in humans«. *Psychoneuroendocrinology*, 1992; 17(1): 81–86.

111 Shneider A, Kudriavtsev A, Vakhrusheva A: »Can melatonin reduce the severity of COVID-19 pandemic?« *Int Rev Immunol.*, 2020; 39(4): 153–162.

112 Anderson G, Reiter RJ: »Melatonin: Roles in influenza, Covid-19, and other viral infections«. *Rev Med Virol.*, Mai 2020; 30(3): e2109.

113 Zhang R, Wang X, Ni L et al.: »COVID-19: Melatonin as a potential adjuvant treatment«. *Life Sci.*, 1. Juni 2020; 250: 117583.

114 Ramlall V, Zucker J, Tatonetti N: »Melatonin is significantly associated with survival of intubated COVID-19 patients«. *medRxiv.*, 18. Oktober 2020; 2020.10.15.20213546.

115 Wongchitrat P, Shukla M, Sharma R et al.: »Role of Melatonin on Virus-Induced Neuropathogenesis – A Concomitant Therapeutic Strategy to Understand SARS-CoV-2 Infection«. *Antioxidants* (Basel), 2021 Jan; 10(1): 47.

116 Colunga Biancatelli RML, Berrill M, Mohammed YH et al.: »Melatonin for the treatment of sepsis: the scientific rationale«. *J Thorac Dis.*, Februar 2020; 12(Suppl 1): S54–S65.

117 Laakso ML, Porkka-Heiskanen T, Alila A et al.: »Twenty-four-hour patterns of pineal melatonin and pituitary and plasma prolactin in male rats under ›natural‹ and artificial lighting conditions«. *Neuroendocrinology*, September 1988; 48(3): 308–313.

118 Lambert GW, Reid C, Kaye DM et al.: »Effect of sunlight and season on serotonin turnover in the brain«. *Lancet*, 7. Dezember 2002; 360(9348): 1840–1842.

119 Pierce M, Linnebur SA, Pearson SM et al.: »Optimal Melatonin Dose in Older Adults: A Clinical Review of the Literature«. *Sr Care Pharm.*, 1. Juli 2019; 34(7): 419–431.

120 Seabra ML, Bignotto M, Pinto Jr LR et al.: »Randomized, double-blind clinical trial, controlled with placebo, of the toxicology of chronic melatonin treatment«. *J Pineal Res.*, November 2000; 29(4): 193–200.

121 Andersen LPH, Werner MU, Rosenkilde MM et al.: »Pharmacokinetics of high-dose intravenous melatonin in humans«. *J Clin Pharmacol.*, März 2016; 56(3): 324–329.

122 Nordlund JJ, Lerner AB: »The effects of oral melatonin on skin color and on the release of pituitary hormones«. *J Clin Endocrinol Metab.*, Oktober 1977; 45(4): 768–774.

123 *Onmeda.de*: »Welche Wechselwirkungen zeigt Melatonin?« *https://www.onmeda.de/Wirkstoffe/Melatonin/wechselwirkungen-medikament-10.html.*

Bildnachweis

Adobe Stock: Gorodenkoff (Cover), Indexaamulya (21); Africa Studio (75); ag visuell (71); Akarat Phasura (111); alexlmx (61); anaumenko (51); Anton Maltsev (63); ARochau (28); bacsica (137); Bikej Barakus (102); bilderzwerg (74); BillionPhotos.com (66, 127, 135); blende64 (16); Butch (25); Chinnapong (68, 80); Christian Jung (60); detailblick-foto (8, 122); doodlart (23); DoraZett (144); eldarnurkovic (67); elenabsl (123); Elnur (125); EME (132); Fabio Balbi (40); Khunatorn (146); Gehirn_vegefox.com (100); Gorodenkoff (6, 32); gritsalak (92); hailey_copter (14, 54); Henrie (57); Henrike (97); Igor Link (62); insta_photos (143); JEGAS RA (125); Jürgen Fälchle (64); kegfire (110); kei907 (87); Khunatorn (146); kieferpix (22); Kurkuma_jchizhe (121); lightpoet (39, 41, 89, 113); logo3in1 (107); lovelyday12 (119); Lucky Dragon (139); Marcin (31); Marina (49); Martin Villadsen (20); Microgen (94); molekuul.be (51); Natis (13); New Africa (112); nito (84); Photographee.eu (72); pikselstock (70); PintoArt (118); pixdesign123 (10); Pixel-Shot (136); point (46); reineg (44, 47, 53, 83); RFBSIP (56, 99); Rido (58); R. Jeff Huth (24); Robert Kneschke (27, 145); SarsCov_sdecoret (131); SciePro (68, 109); Sergey Tarasov (105); Seventyfour (37); simoneminth (84); Spectral-Design (90); Syda Productions (92); Syda_Productions (76); Tryfonov (107); VectorMine (43, 127); vegefox.com (100, 129); vitanovski (115); Wellnhofer Designs (48); weyo (105); wutzkoh (81)

Die Autorin

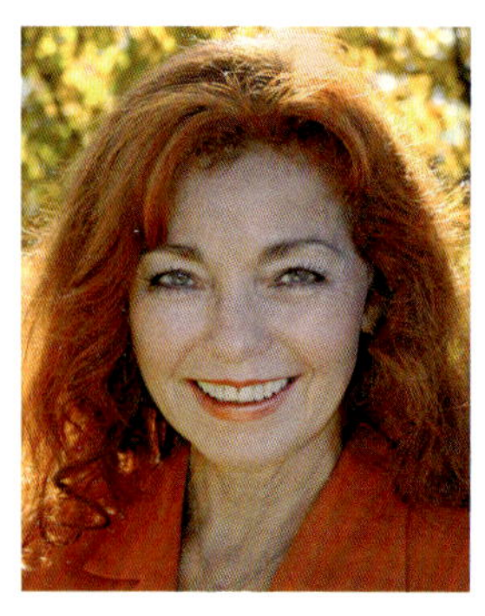

Brigitte Hamanns Leidenschaft galt lebenslang der Frage, wie wir seelisch und körperlich gesund sein und uns wohlfühlen können. Ihr über Jahrzehnte gewachsenes, solides naturheilkundliches und medizinisches Wissen vermittelt sie als Gesundheitsjournalistin in zahlreichen Büchern und Artikeln. Neben der Naturheilkunde stehen Psychosomatik und Psychoneuroimmunologie im Mittelpunkt ihrer Arbeit. Ausbildungen in systemischer Beratung, Hypnose und Aufstellungsarbeit schenkten ihr wichtige Einsichten in die menschliche Natur. Sie bilden die Grundlage ihrer ganzheitlichen Beratungen zu Lebensfragen.

Ausgewählte Publikationen der Autorin:

- Geheimnisvolle Zirbeldrüse
- Pandemie – Gefährdet eine Seuche die Welt?
- Drehen Sie die Jahre zurück mit Kollagen – Wie Sie Ihr Aussehen verjüngen und Ihren Körper von Grund auf stärken
- Adaptogene – Die Elitepflanzen der Natur
- Aminosäuren – Dank revolutionärer wissenschaftlicher Erkenntnisse neue Vitalität gewinnen, besser schlafen, langsamer altern und Krankheiten vorbeugen
- Kostbare Samen des Glücks – Geschichten, die Herz und Geist berühren
- Haarausfall ist heilbar! – Der natürliche Weg zu vollem und gesundem Haar
- Magnesiumöl – Das Wundermineral einfach & effektiv über die Haut aufnehmen
- Wie Sie Ihre Selbstheilungskräfte aktivieren – Das Geheimnis von Gesundheit, Vitalität und Glück
- Tinnitus natürlich heilen – Erfolgreiche Therapien gegen die quälenden Ohrgeräusche
- Die 50 besten Superfoods – Gesundheit kann man essen